中医药文化进校园项目成果
根据《义务教育劳动课程标准（2022 年版）》编写

初中劳动学习手册

总主编　雷明贵

本草生活

（八年级）

主编　李玉莲　焦瑞锋

中国科学技术出版社
·北　京·

图书在版编目（CIP）数据

本草生活 / 李玉莲，焦瑞锋主编. -- 北京：中国科学技术出版社，2024. 9. --ISBN 978-7-5236-0974-3

Ⅰ. R212-49；R243-49

中国国家版本馆 CIP 数据核字第 20247DC128 号

策划编辑 韩 翔 于 雷
责任编辑 韩 翔
文字编辑 靳 羽
装帧设计 华图文轩
责任印制 徐 飞

出 版 中国科学技术出版社
发 行 中国科学技术出版社有限公司
地 址 北京市海淀区中关村南大街 16 号
邮 编 100081
发行电话 010-62173865
传 真 010-62179148
网 址 http：//www.cspbooks.com.cn

开 本 787mm×1092mm 1/16
字 数 180 千字
印 张 10
版 次 2024 年 9 月第 1 版
印 次 2024 年 9 月第 1 次印刷
印 刷 北京盛通印刷股份有限公司
书 号 ISBN 978-7-5236-0974-3 / R・3327
定 价 45.00 元

《手册》专家顾问委员会

《手册》编写委员会

《本草生活》编著者名单

主　编　李玉莲　焦瑞锋

副主编　张秀春　李昀倩

编　者（以姓氏笔画为序）

王　倩　王玉龙　王源钰　邢雨嘉　许京山

吴　越　张亚洁　张传莹　尚晓华　赵珈晨

董西蕾

编写说明

习近平总书记指出："要在学生中弘扬劳动精神，教育引导学生崇尚劳动、尊重劳动，懂得劳动最光荣、劳动最崇高、劳动最伟大、劳动最美丽的道理，长大后能够辛勤劳动、诚实劳动、创造性劳动。"2020年中共中央、国务院印发的《关于全面加强新时代大中小学劳动教育的意见》明确要求把劳动教育纳入人才培养全过程，要贯通大、中、小学各学段，贯穿家庭、学校、社会各方面。《义务教育劳动课程标准（2022年版）》（以下简称"劳动新课标"）指出："课程内容选择应坚持因地制宜，宜工则工，宜农则农"，这为劳动教育课程开发和实施提供了广阔的天地。

2019年中共中央、国务院印发《关于促进中医药传承创新发展的意见》，明确提出"把中医药文化贯穿国民教育始终，中小学进一步丰富中医药文化教育"。

为充分深入挖掘区域劳动资源、传承中医药文化。国内基础教育专家、中医药专家、传统文化专家在多年研究的基础上，紧密结合劳动新课标要求，努力挖掘中医药文化特色，指导一线骨干教学人员编写了这套《初中劳动学习手册》（以下简称"《手册》"）。《手册》以"本草相伴，点亮人生"为课程理念，以"传承优秀传统文化，赋能学生终生发展"为课程目标，以中医药文化知识为主线，以四季时令为课程架构顺序，以劳动新课标的日常生活劳动、生产劳动和服务性劳动三类劳动及其十大任务群为核心内容。为充分利用家庭和社会资源，指导学校拓展劳动教育的实施途径，《手册》还编排了"劳动周"等相关内容，科学架构劳动教育内容体系，创造性转化落实劳动新课标要求，推进学习方式和教学方式转型，实现劳动教育课程与德育、智育、体育和美育课程相辅相成、相得益彰的育人增值效应。

《手册》含《本草世界》《本草生活》《本草人生》三册，可供九年义务教育初中学段使用。《本草世界》包括“初遇本草”“种植本草”“田耕问药”“精采细制”“和合成药”五个单元，以及“举办中医药文化节”劳动周。《本草生活》包括“养生之道”“春生万物”“夏长百草”“秋收五谷”“冬藏二气”五个单元，以及“中医药技术方法展览会”劳动周。《本草人生》包括“文化之脉”“本草探秘”“ 本草生香”“经典寻药”“成就健康”五个单元,以及“我想学中医”劳动周。每个单元又含2～5个项目，每个项目包括劳动情境、劳动准备、劳动过程、交流与反思、劳动评价和劳动拓展六个部分。三册各有侧重，彼此相连，相互支撑，根据学生的年龄特点和发展实际，分年级设置，将学生的成长与知识的积累密切结合起来。

在选材上,《手册》精选中医药文化经典案例，尽量涵盖中小学教育中所涉及的中医药文化知识；在形式上,《手册》力图深入浅出，注重科学性、可读性、趣味性相结合；课程设计上,《手册》做好知识性、趣味性、实践性相统一，符合初中学生的特点和要求。同时,《手册》在劳动过程环节，要求学生规范、严谨、细致地操作，以培养学生的规范意识和质量意识。

《手册》旨在培养学生良好的劳动意识、劳动习惯、劳动能力、劳动品质、劳动精神的同时，领略中医药文化的魅力，体悟中医药文化的精髓。《手册》注重理论与实践相结合，坚持以实践体验为主，切实保证学生经历和体验完整的劳动过程。科学设置多种形式的劳动实践课程,通过多种生动有趣的方式,引导学生主动参与、亲身实践和深度探究,注重手脑并用、知行合一、学创融通,“学中做,做中学”。加强知识学习与学生经验、现实生活、社会实践之间的联系,注重真实情境的创设，增强学生认识真实世界、解决实际问题的能力。

习近平总书记指出：“中医药学是我国各族人民在长期生产生活和同疾病做斗争中逐步形成并不断丰富发展的医学科学，是我国具有独特理论和技术方法的体系”，“凝聚着深邃的哲学智慧和中华民族几千年的健康养生理念及其实践经验”，强调“中医药学是中国古代科学的瑰宝，也是打开中华文明宝库的钥匙”。希望学生在成长中不断汲取中医药文化的营养，做“有根”的中国娃，做健康的中国人，实现“承中华底蕴，育时代英才”的教育追求。

《手册》编写委员会

目　录

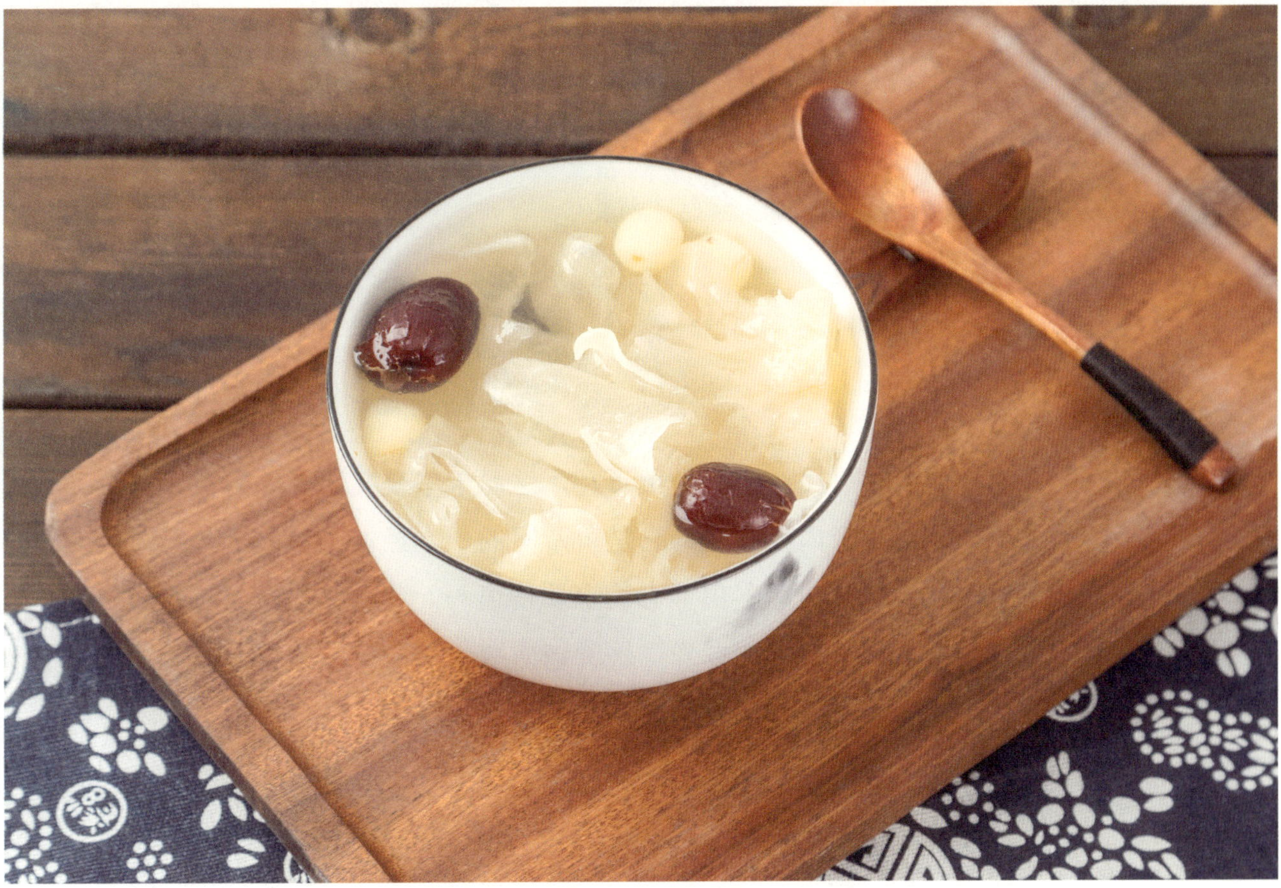

第 1 单元　养生之道

健康与长寿，是人人皆有的美好愿望。中国古人很早就在对自然与疾病的探索中领悟到日常生活对于健康守护的重要性，进而形成了独特的中医药养生思想，其中许多理念竟与现代科学研究发现的生命健康规律不谋而合，令人赞叹。

本单元我们先从《黄帝内经》学习借鉴古人天人合一、顺应自然的养生智慧，并进一步探究《中国居民膳食指南》中所蕴含的现代科学道理，关注我们的日常膳食，了解在食养中应用本草物质的基本原则，培养规律有节的健康生活方式，持续绽放生命的活力。

项目一▶学习古人养生智慧

一、劳动情境

同学们都知道，华夏民族自称炎黄子孙，这源于华夏文明的始祖炎、黄二帝。但你听说过《黄帝内经》吗？它是黄帝写的一本经书吗？你了解它对于中国传统中医药理论与古今养生理念的重要价值吗？带着这些疑问，让我们一起走进《黄帝内经》的神秘世界，感受古人对于生命哲学的深入思考，学习古人的养生智慧吧！

二、劳动准备

1. 阅读古籍　《黄帝内经·素问》之《上古天真论》《四气调神大论》的节选原文、译文。

2. 观看电视节目　观看中央电视台《百家讲坛》栏目“了不起的《黄帝内经》1 生命百科全书”。

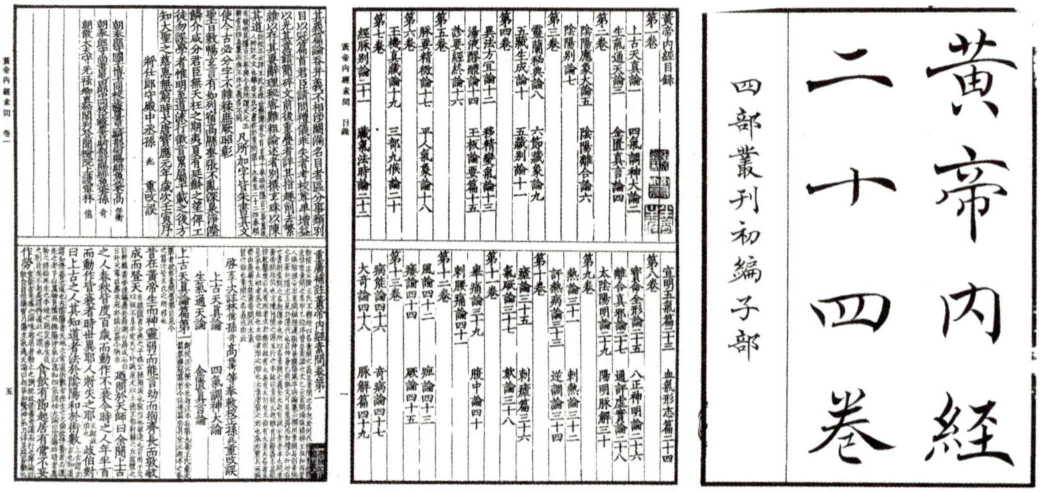

图1　我国最早的医学典籍——《黄帝内经》

三、劳动过程

任务一　初步了解《黄帝内经》

1. 查阅了解《黄帝内经》的基础背景知识，讨论一下这部书的现实意义。

2. 集体观看中央电视台《百家讲坛》栏目“了不起的《黄帝内经》1 生命百科全书”，了解黄帝内经的总体思想与成书过程。

任务二　探究古代养生观

1. 阅读《黄帝内经・素问》之《上古天真论》与《四气调神大论》的原文节选，结合注释及译文，理解文意。

2. 分小组讨论《黄帝内经・素问》之《上古天真论》与《四气调神大论》节选中所蕴含的主要养生思想和健康观念，并分析其合理性与可行性。重点思考以下问题。

（1）古人认为在日常生活中怎样做才能长寿？

（2）古人提倡的四时起居时间与日照的变化规律有关吗？

（3）古人提出的“治未病”理念对于现代保持健康有哪些借鉴意义？

四、交流与反思

1. 各小组展示汇报学习《黄帝内经》节选部分的主要收获体会，总结这些内容体现的主要养生思想及对于现代生活的借鉴意义。

2. 讨论思考古人倡导的“饮食有节”对健康有何益处？怎样才算“饮食有节”？如果“饮食无节”，可能会带来哪些健康问题？

五、劳动评价

请根据实际情况，完成下面的评价表。

评级维度	评价标准	自　评	组　评	师　评
劳动观念	喜爱中医药传统文化			
	具有开放性思维和视野			
劳动能力	准确理解古文原意			
	有效总结古人养生思想			
劳动习惯和品质	主动探究健康相关问题			
	按时保质完成膳食相关任务			
劳动精神	积极主动参与			
	认真严谨做事			

六、劳动拓展

为家人讲一讲《黄帝内经》中的养生智慧，询问一下他们对于养生的看法。

小知识1 《黄帝内经》简介

《黄帝内经》又称《内经》，是我国最早的医学典籍，也是传统中医理论的基础，涵盖了中医学领域的阴阳、五行、脉象、藏象、经络、病因、病机、诊法、论治、养生、运气等诸多学说。《黄帝内经》分《灵枢》《素问》两部分，相传为黄帝所作，因以为名。但后世较为公认的是该书作者非止一人，其成书时期亦可能跨越先秦至秦汉的多个历史时期，最终完成于西汉。《黄帝内经》与《难经》《伤寒杂病论》《神农本草经》并称为中国传统医学四大经典著作。

小知识2 《黄帝内经·素问》之《上古天真论》原文节选及译文

昔在黄帝，生而神灵，弱而能言，幼而徇齐，长而敦敏，成而登天。乃问于天师曰：余闻上古之人，春秋皆度百岁，而动作不衰；今时之人，年半百而动作皆衰者，时世异耶？人将失之耶？

岐伯对曰：上古之人，其知道者，法于阴阳，和于术数，食饮有节，起居有常，不妄作劳，故能形与神俱，而尽终其天年，度百岁乃去。今时之人不然也，以酒为浆，以妄为常，醉以入房，以欲竭其精，以耗散其真，不知持满，不时御神，务快其心。逆于生乐，起居无节，故半百而衰也。

译文：

从前的黄帝，生来就有神异之气，很小即善于言辞，幼年时就很敏慧，长大后既敦厚又勤勉，及至成年，就登上了天子之位。他向岐伯问道：我听说上古时候的人，年龄都能超过百岁，而且动作不显衰老；现在的人，年过半百就行动不便了，是因为时代的变迁吗？还是今天的人们失去了养生之道呢？

岐伯回答说：上古时代的人，那些懂得养生之道的，能够取顺应天地阴阳变化的自然规律，根据正确的养生方法调养身体，饮食有所节制，作息规律，既不妄事操劳，又避免过度的房事，因此能够身体与精神完好，颐养天年，超过百岁才离开人世。现在的人就不是这样了，把酒当水浆而滥饮无度，将反常的生活变成常态，醉酒行房，因纵欲而使精气枯竭，因常耗而使真气散去，不懂得保持元气充盈，不善于统驭精神，而专求一时之快。如此违逆了生命的真正乐趣，作息毫无规律，故到半百之年就衰老了。

小知识 3 《黄帝内经·素问》之《四气调神大论》原文节选及译文

春三月，此谓发陈。天地俱生，万物以荣，夜卧早起，广步于庭，被发缓形，以使志生；生而勿杀，予而勿夺，赏而勿罚，此春气之应，养生之道也。逆之则伤肝，夏为寒变，奉长者少。

夏三月，此谓蕃秀。天地气交，万物华实，夜卧早起，无厌于日，使志无怒，使华英成秀，使气得泄，若所爱在外，此夏气之应，养长之道也。逆之则伤心，秋为痎疟，奉收者少，冬至重病。

秋三月，此谓容平。天气以急，地气以明，早卧早起，与鸡俱兴，使志安宁，以缓秋刑，收敛神气，使秋气平，无外其志，使肺气清，此秋气之应，养收之道也。逆之则伤肺，冬为飧泄，奉藏者少。

冬三月，此谓闭藏。水冰地坼，无扰乎阳，早卧晚起，必待日光，使志若伏若匿，若有私意，若已有得，去寒就温，无泄皮肤，使气亟夺，此冬气之应，养藏之道也。逆之则伤肾，春为痿厥，奉生者少。

……夫四时阴阳者，万物之根本也。所以圣人春夏养阳，秋冬养阴，以从其根，故与万物沉浮于生长之门。……

是故圣人不治已病治未病，不治已乱治未乱，此之谓也。夫病已成而后药之，乱已成而后治之，譬犹渴而穿井，斗而铸锥，不亦晚乎？

译文：

春季的三个月（按节气指从立春起到立夏为止的三个月时间），称之为发陈（推陈出新）。天地一同焕发生机，万物因此欣欣向荣。人应当晚睡早起，多到室外散步，披散开头发（古人平时束发），宽松衣带以舒展形体，顺应春生之气使情志畅然勃发；这种生发之气一定不要去扼杀，多给予生发的机会而不去剥夺，多鼓励生发的行为而不去惩罚，这就是顺应春气、养护身体生发之气的法则。违背这一法则，就会伤害肝气，到了夏季就会出现寒性病变。究其原因，是春天生机不旺，以致供给夏天长养之气不足。

夏季的三个月，称之为蕃秀（万物繁茂）。天地之气交会，万物开花结实。人应当晚睡早起，不要对长日感到厌倦，要情绪愉悦而不愤怒，使人精神饱满而容光焕发，使体内阳气自然向外宣泄，就像所爱的东西在外面一样。这就是顺应夏气、养护身体滋长之气的法则。违背这一法则，就会伤害心气，到了秋天则会生疟疾。究其原因，是夏天滋长不充分，以致供给秋天收敛之气不足。冬天来临时还会再导致别的疾病发生。

秋季的三个月，称之为容平（草木成熟）。天气肃清而风急，草木将凋而大地明净。人应当早睡早起，鸡鸣起床，使情志安定平静，以缓冲秋天的肃杀之气；收敛此前宣散的神气，以使人体顺应秋气而达到平和状态；不向外宣泄情志，使肺气保持清肃。这就是顺应秋气、养护身体收敛之气的法则。违背这一法则，就会伤害肺气，到了冬天还会发生消化不良性泄泻。究其原因，是秋天收敛不够，以致供给冬天闭藏之气不足。

冬季的三个月，称之为闭藏（生机蛰伏）。水面结冰而大地冻裂，故而不宜扰动阳气。人应当早睡晚起，待日出再起床，使情志内敛潜藏，就像人有隐私、心有所获一样；还要远离严寒，靠近温暖，不要让肌肤发汗宣泄而使阳气丧失。这就是顺应冬气、养护身体闭藏之气的法则。违背这一法则，就会伤害肾气，到了春天就会导致四肢痿冷。究其原因，是冬天闭藏不良，以致供给春天生发之气不足。

……四季的阴阳变化，是万物生、长、收、藏的根源。懂得养生的圣人在春夏二季保养阳气、在秋冬二季滋养阴气，就是为了适应自然的根本规律，能同万物一样，在生、长、收、藏的生命过程中尽享天年。……

圣人不是等到病已发生再去治疗，而是在其发生之前就养生预防；不等到功能紊乱再去治理，而是在其发生之前就预先防治，说的就是这个道理。如果疾病已发生，再去治疗，紊乱已形成，再去治理，那就如同渴了才掘井找水，战乱发生了才去制造兵器，岂不太晚了吗？

项目二▶探究现代健康理念

一、劳动情境

当今社会，越来越多的人处于亚健康状态，各种现代疾病接踵而至，诸如冠心病、糖尿病等慢病人群呈年轻化发展，其根由是否与现代人群的不健康生活方式有关呢？当代青少年如何能在紧张的学习生活状态下保持健康的身心以应对将来的挑战呢？让我们从《中国居民膳食指南》中了解现代科学倡导的健康生活理念，结合古人的养生智慧，共同探索属于自己的健康之道吧！

二、劳动准备

1. 搜集资料　查找并阅读《中国居民膳食指南（2022）》（以下简称"《指南》"），并了解《中国居民平衡膳食宝塔（2022）》（以下简称"《宝塔》"），理解平衡膳食八准则及其核心推荐、实践应用、关键事实。

2. 观看新闻　中央电视台《午夜新闻》栏目"《中国居民膳食指南（2022）》发布：我国成年居民超重和肥胖比例已超50%"。

中央电视台《午夜新闻》栏目"《中国居民膳食指南（2022）》发布：平衡膳食八准则 特别关注老少妇幼"。

三、劳动过程

任务一　学习理解现代健康生活理念

1. 课前阅读《指南》，了解中国居民的总体营养状况、健康现状及平衡膳食八准则内容。

2. 每个小组分配一个膳食准则进行深入阅读，了解其核心推荐内容、实践应用及关键事实，重点关注怎么做和为什么的问题，形成小组观点。

3. 小组讨论古人所持的"食饮有节，起居有常，不妄作劳"的养生观和现代科学倡导的"平衡膳食，主动运动"等健康理念矛盾吗？

任务二　应用《宝塔》指导日常生活

1. 根据《宝塔》的分类原则，将本人的一日饮食及估计摄入量填写到下表的相应栏目内，判断自己的日常平均摄入量是否达到推荐标准，并对自己的日常膳食情况进行简单总结与分析。

食物种类	食物名称及数量	估计摄入量（g）	是否达到推荐标准
水（含饮料）			
精米精面			
全谷物和杂豆			
薯类			
蔬菜			
水果			
畜禽肉			
水产			
蛋			
奶及奶制品			
豆制品及坚果			

个人日常膳食情况分析：________________________________

____

____

____

____

____

2. 根据《宝塔》的推荐，设计一周家庭营养食谱。

	早　餐	午　餐	晚　餐
星期一			
星期二			
星期三			
星期四			
星期五			
星期六			
星期日			

3. 调查小区或学校周围的小吃店有哪些大家喜欢的美食，从其所含营养与膳食平衡的角度分析常吃这些美食是否符合健康膳食之道。

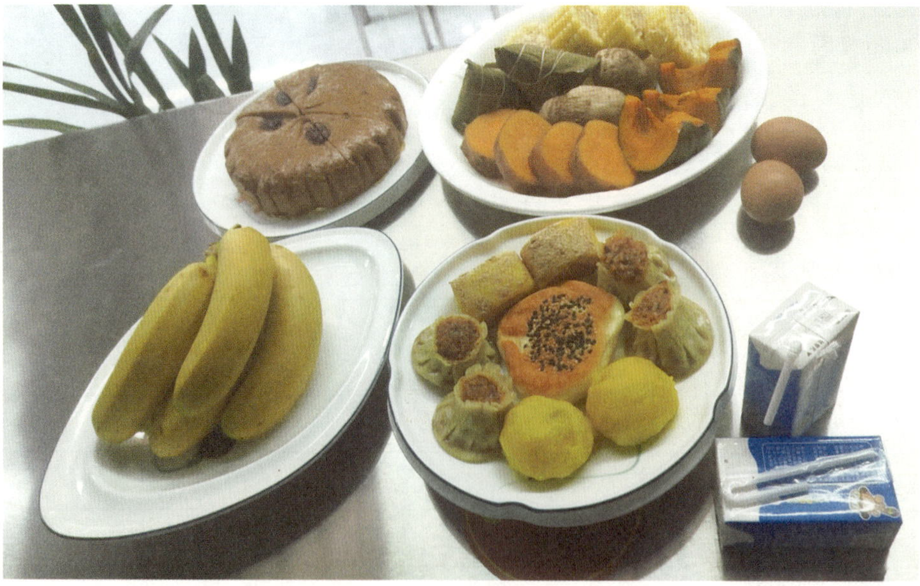

图2　日常食物

四、交流与反思

1. 各小组汇报交流平衡膳食八准则的主要内容和学习体会。

2. 集体讨论一下中学生在日常生活中怎么做才能保持身体健康。

五、劳动评价

请根据实际情况，完成下面的评价表。

评级维度	评价标准	自　评	组　评	师　评
劳动观念	具备良好健康意识			
	乐于学习健康知识			
劳动能力	准确理解平衡膳食理念			
	自觉应用平衡膳食原则			
劳动习惯和品质	主动探究健康相关问题			
	按时完成膳食相关任务			
劳动精神	积极主动参与			
	认真严谨做事			

六、劳动拓展

采访社区长寿老人，请他们分享健康养生的经验，并分析与古今健康理念有哪些相通之处。

中国居民**膳食指南**（2022）

平衡膳食八准则

准则一　食物多样，合理搭配

准则二　吃动平衡，健康体重

准则三　多吃蔬果、奶类、全谷、大豆

准则四　适量吃鱼、禽、蛋、瘦肉

准则五　少盐少油，控糖限酒

准则六　规律进餐，足量饮水

准则七　会烹会选，会看标签

准则八　公筷分餐，杜绝浪费

图 3　中国居民平衡膳食八准则

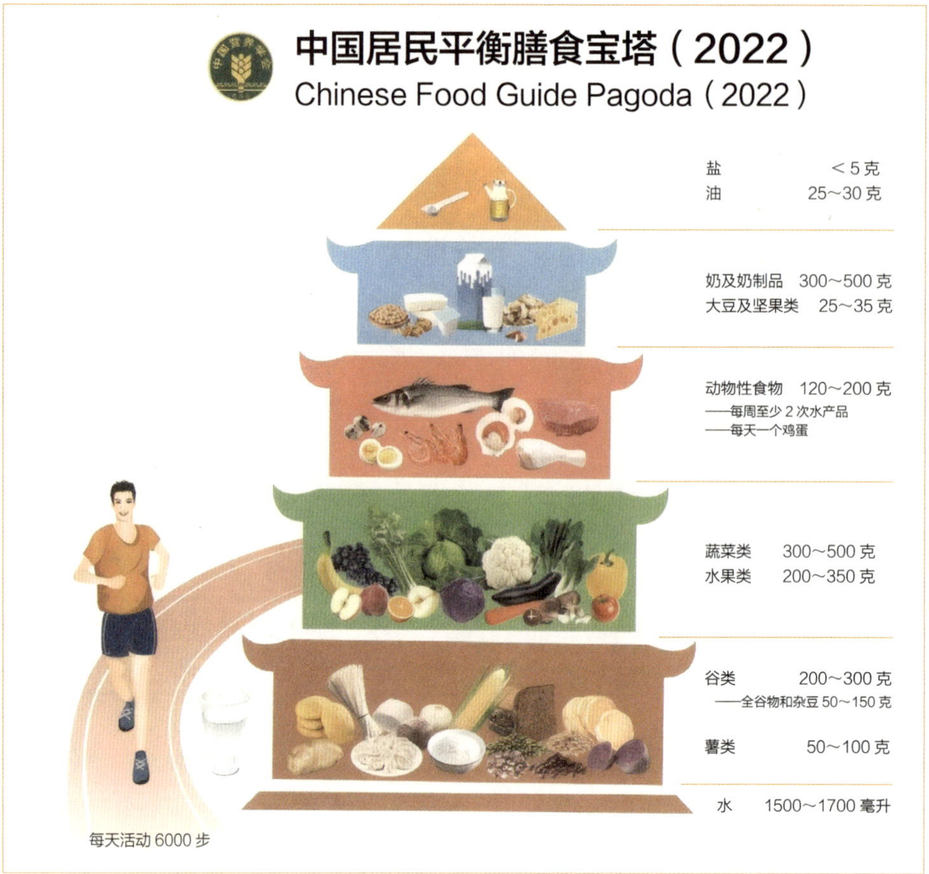
中国居民平衡膳食宝塔（2022）
Chinese Food Guide Pagoda（2022）
盐 ＜5克
油 25~30克
奶及奶制品 300~500克
大豆及坚果类 25~35克
动物性食物 120~200克
——每周至少2次水产品
——每天一个鸡蛋
蔬菜类 300~500克
水果类 200~350克
谷类 200~300克
——全谷物和杂豆 50~150克
薯类 50~100克
水 1500~1700毫升
每天活动6000步

图4 中国居民平衡膳食宝塔（2022）

小知识4 日常食养中应用本草物质的原则

1. 食品安全第一，使用国家规定的药食两用物质　在选择食材时，我们要确保食品的安全性，不能随意使用有安全隐患的本草物质作为食材。同时，我们要了解食材的基本营养成分和功效，合理搭配食材，以达到最佳的养生效果。

国家规定的药食两用物质（按照传统既是食品又是中药材的物质）既具有药用功效，又可作为食材使用，具有良好的安全性。这些原料在健康调节与养生方面具有较好的价值。我们可以根据自己的健康需求和口味，选择合适的药食两用物质进行食养，制作药膳或调制茶饮。

2. 借鉴但不拘泥于传统中医药四季养生的理念 传统中医药四季养生的理念为我们提供了有益的参考，如春季养肝，夏季养心，秋季养肺，冬季养肾；春夏养阳，秋冬养阴等。需要注意的是，古人的养生理念可以借鉴，但在实际生活中要灵活应用，不可全面机械照搬。受时代所限，古人对于一些疾病的理解存在明显误区，如疟疾等感染性疾病是难以通过普通的养生手段预防的。

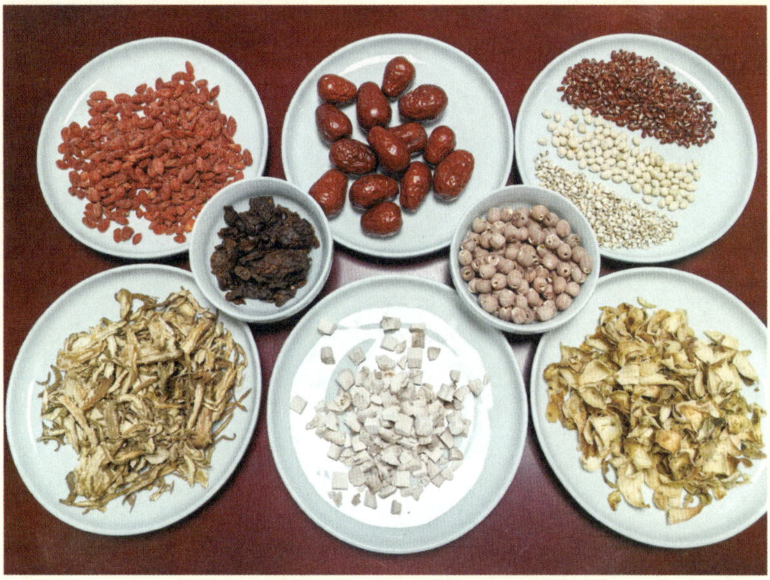

图 5 生活中常见的药食两用物质

小知识 5 按照传统既是食品又是中药材的物质目录（即药食两用物质目录）

目前国家颁布的目录一共有 102 种物质（截至 2023 年 12 月）：

丁香、八角茴香、刀豆、小茴香、小蓟、山药、山楂、马齿苋、乌梢蛇、乌梅、木瓜、火麻仁、代代花、玉竹、甘草、白芷、白果、白扁豆、白扁豆花、龙眼肉（桂圆）、决明子、百合、肉豆蔻、肉桂、余甘子、佛手、杏仁（甜、苦）、沙棘、牡蛎、芡实、花椒、赤小豆、阿胶、鸡内金、麦芽、昆布、枣（大枣、黑枣、酸枣）、罗汉果、郁李仁、金银花、青果、鱼腥草、姜（生姜、干姜）、枳椇子、枸杞子、栀子、砂仁、胖大海、茯苓、香橼、香薷、桃仁、桑叶、桑椹、橘红、桔梗、益智仁、荷叶、莱菔子、莲子、高良姜、淡竹叶、淡豆豉、菊花、菊苣、黄芥子、黄精、紫苏、紫苏籽、葛根、黑芝麻、黑胡椒、槐米、槐花、蒲公英、蜂蜜、榧子、酸枣仁、鲜白茅根、鲜芦根、蝮蛇、橘皮、薄荷、薏苡仁、薤白、覆盆子、藿香、当归、山柰、西红花、草果、姜黄、荜茇、党参、肉苁蓉（荒漠）、铁皮石斛、西洋参、黄芪、灵芝、山茱萸、天麻、杜仲叶。

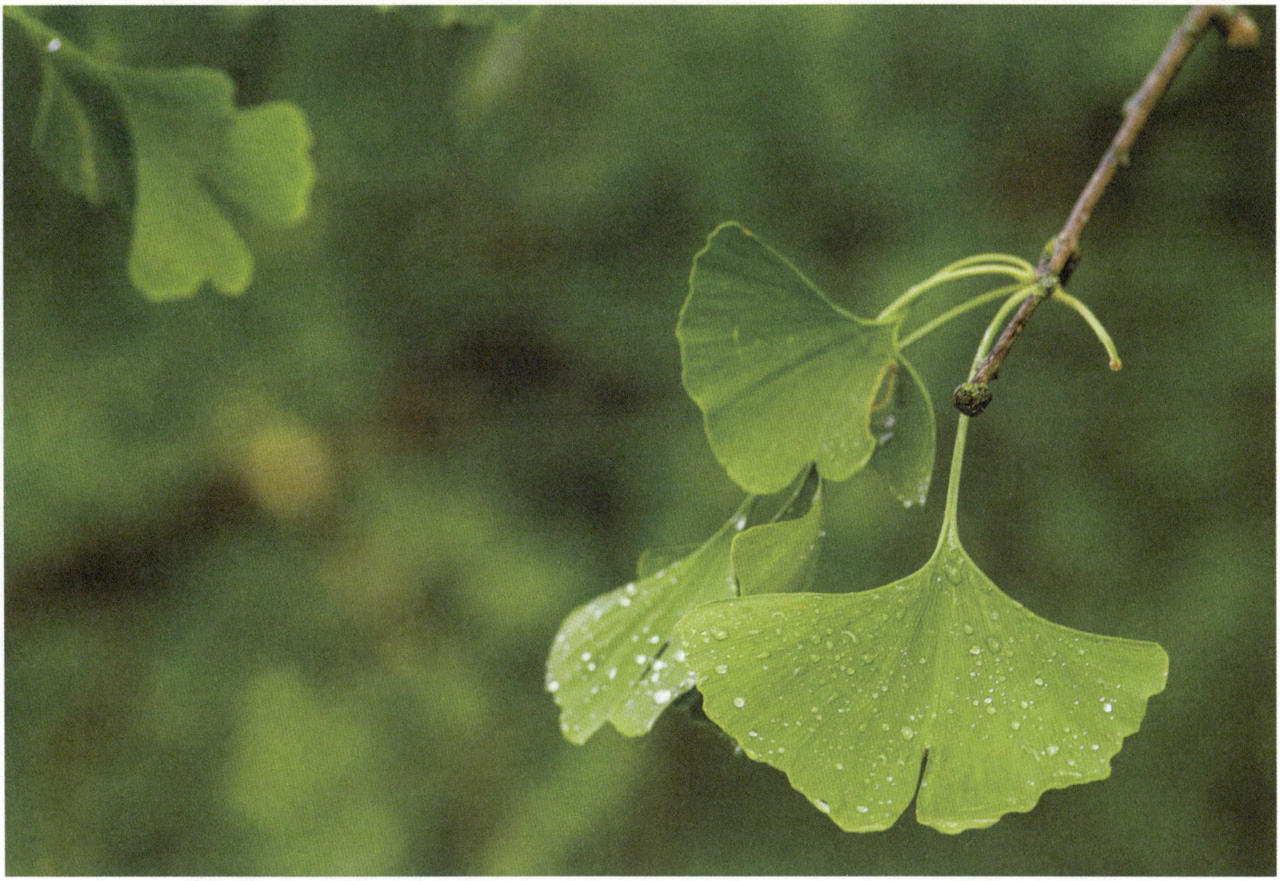

第 2 单元　春生万物

随着春天的脚步悄然而至，万物复苏，生机勃勃。在这充满希望的季节里，我们迎来了本草生活的春季篇章。春天是生命焕发新生的时刻，也是我们调养身心、增强体质的绝佳时机。

在这个季节里，我们要顺应春气生发之势，多做户外活动，亲近自然和阳光。饮食上清淡平补，多食果蔬，外出当注意保暖以御春寒。我们将一起踏青郊游，采摘野菜，共同制作、品尝诱人的野菜美食；尝试配制养肝养阳的本草养生茶以奉父母、师长；学习八段锦、五禽戏等有益身心的传统养生运动；初步了解、体验传统中医的四诊方法，感受中医药的独特魅力。

养生，不仅关乎个人健康，也是对家庭幸福的投资。让我们从点滴做起，培养健康的生活习惯，为自己和家人打造一个充满活力与希望的春天。愿每个人都能在这个美丽的季节里，拥有健康的体魄和愉悦的心情，共同迎接生活的美好。

项目一▶野菜做美食

一、劳动情境

春光明媚，正是采挖野菜的好时节。野菜是人们日常蔬菜的有益补充，作为大自然赐予人类的礼物，不仅口感独特，而且富含多种维生素、矿物质及其他有益成分。历史上野菜还是荒年救饥的重要食物，自古就受到古人的重视。野菜是天然的保健品，常可以帮助我们提高免疫力、保持健康。美好的春天正在召唤我们，野菜正在田野、山林间悄然生长。你是否愿意结伴走进大自然，收获一篮新鲜的野菜，并用它们制作出一道美味佳肴呢？

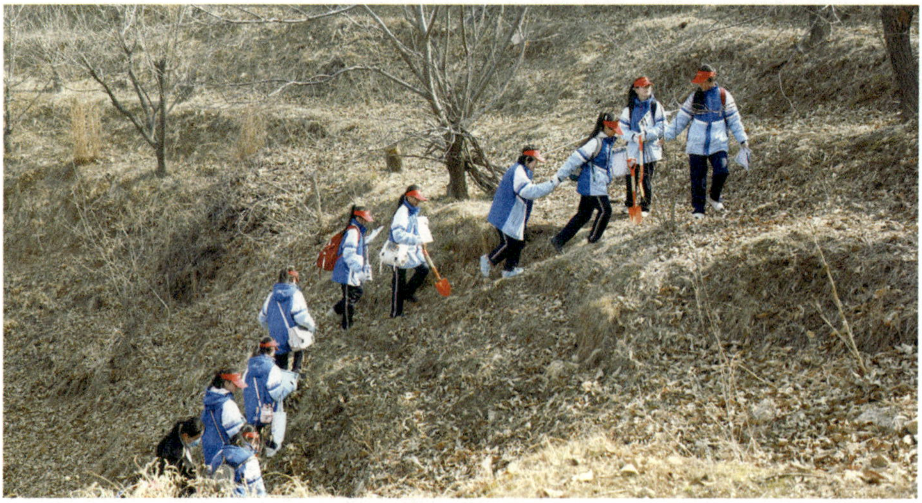

图 6　春山寻野菜

二、劳动准备

1. 工具准备　铲子、篮子、手套等采挖工具；刀具、砧板、面板、擀面杖、盆、碗、筷子、锅等厨具。

2. 食材准备　野菜（荠菜、马齿苋、蒲公英、苋菜、扫帚菜等；艾叶*）；

---

*注：艾叶青团虽为江南传统小食，但艾叶为《中国药典》收载的中药，并未列入国家批准的食品原料或药食两用物质名录，故食用宜谨慎，不可生用、多用。

包饺子、拌凉菜、蒸菜等，做青团所需的其他食材各小组自备，如肉类（猪肉、鸡肉）、蔬菜（香菇、葱）、调味料、食用油、面粉、糯米粉、红豆沙等。

3. 场地　选择适合挖野菜的场地，如郊外农田、山野等，并确保安全。同时，准备好美食制作的场所，如劳动教育专用教室。

三、劳动过程

任务一　采挖野菜

1. 通过查阅资料、询问长辈了解常见野菜的采挖时令及其外形特征、营养价值和功效，辨识常见野菜。

2. 集体出行，前往有野菜分布的田野或山间，分类采摘或挖取野菜（可根据时令采挖一到数种），去除泥土、枯叶等杂物，置于塑料采集袋内以保持水分。注意从泥土中挖取的野菜尽量避免损伤茎叶。

3. 采挖时注意安全，避免受伤。不采挖不认识的野菜，不大面积破坏地表植被。挖完野菜后，将挖出的土壤回填，确保离开时现场整洁。

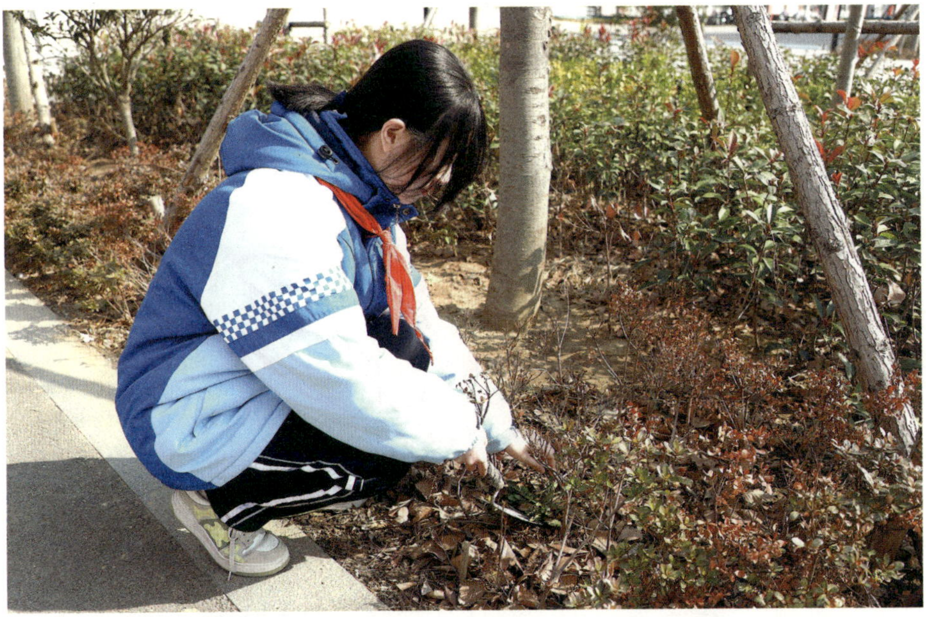

图 7　路边挖野菜

任务二　制作美食

1. 野菜饺子

（1）食材处理：将野菜去除根部及老茎，清洗干净。预先准备适量的肉馅进行搭配（如猪肉、鸡肉、牛羊肉等，各小组自行确定本组的配料及比例，建议使用预制肉馅），估计最终调好的馅量，按大约 1：1 的比例准备面粉。

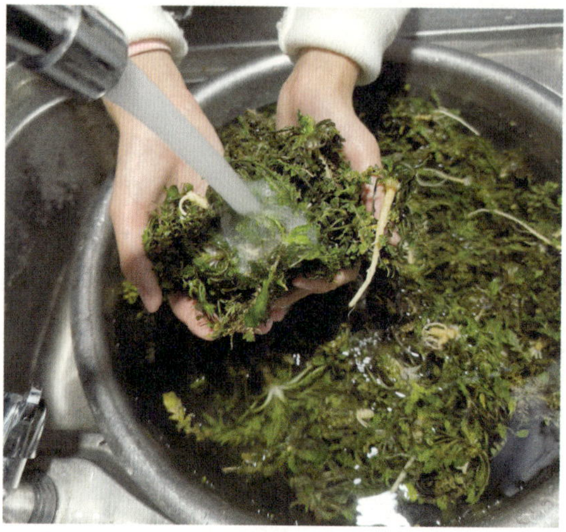

图 8　清洗野菜

（2）和面：按大约 1：1 的比例在面粉中加入清水，边加水边搅拌和匀，用手揉成均匀的面团，覆上保鲜膜备用。

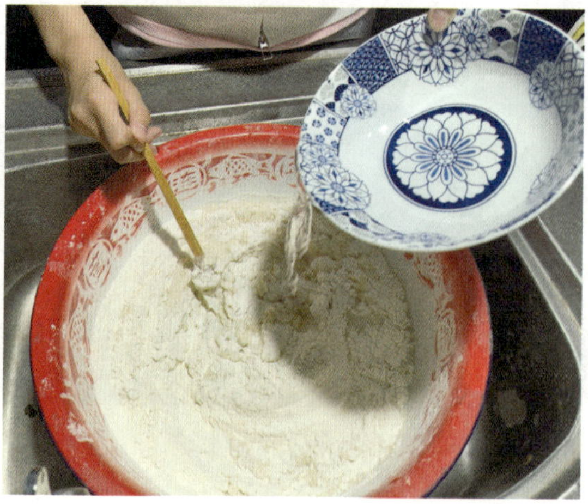

图 9　和面

（3）调制馅料：将清洗干净的野菜切碎，与肉馅混合在一起。加入适量的盐、酱油、葱姜末等调料，搅拌均匀，制成饺子馅。

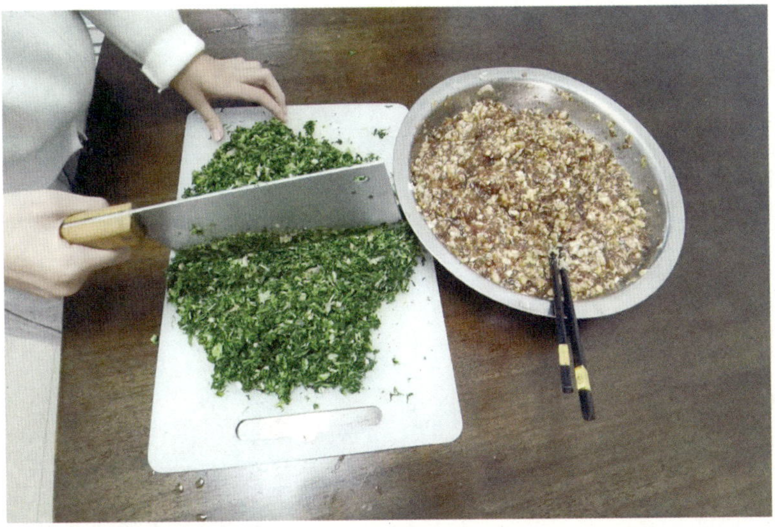

图 10　调制馅料

（4）擀饺子皮：取一小块和好的面（如果面过软可以加少量面粉揉匀），在案板上揉成长条，切成小的面剂，撒上一点面，用手掌压扁，然后在面板上一手擀一手转动，擀成厚薄适中的皮（小组成员可以轮流尝试擀皮）。

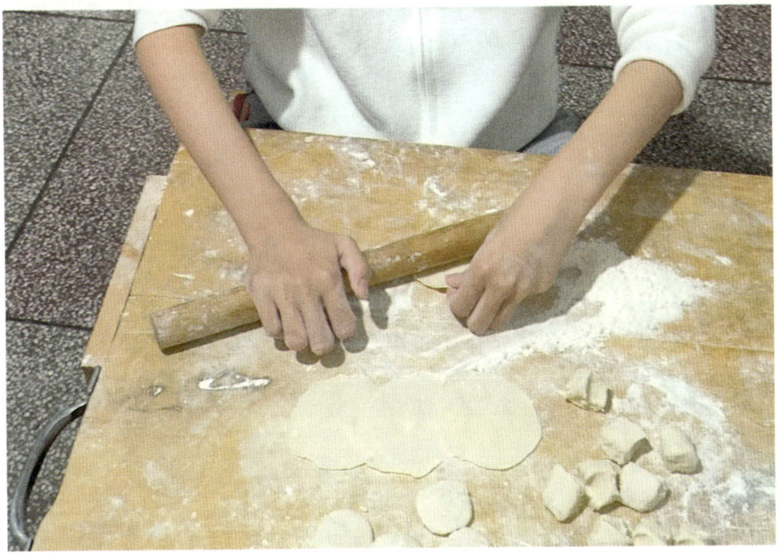

图 11　擀皮

（5）包饺子：取一张饺子皮，在中间放入适量的饺子馅。将饺子皮对折，然后捏紧边缘，确保饺子不会露馅。可以根据个人喜好包成不同的形状。

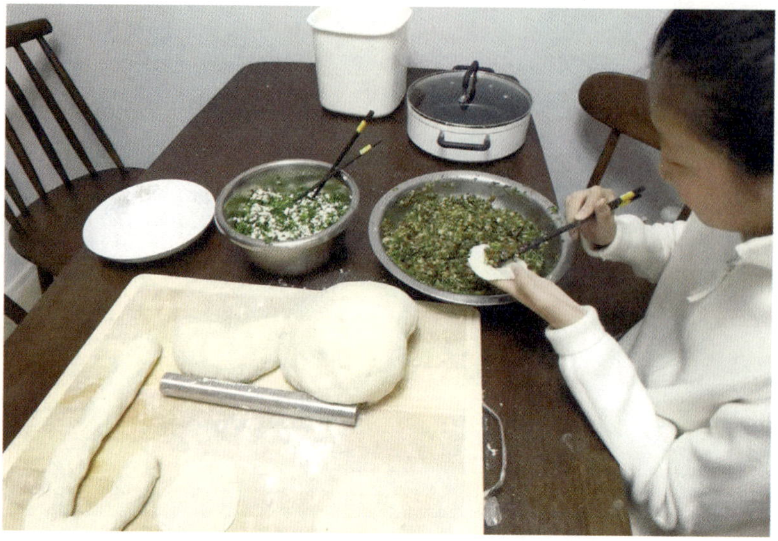

图 12　包饺子

（6）煮饺子：将包好的饺子放入沸水中，用铲子轻轻推动，防止饺子粘在一起。待饺子全部浮起并煮熟后，捞出沥干水分。

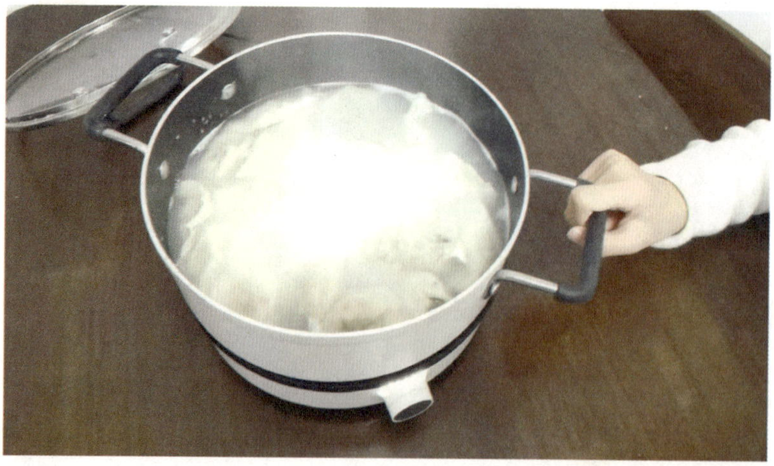

图 13　煮饺子

（7）装盘享用：将煮好的饺子装入盘中，与其他同学分享食用。可以根据个人口味搭配酱油、醋、蒜泥、香油、辣椒油等调味料。

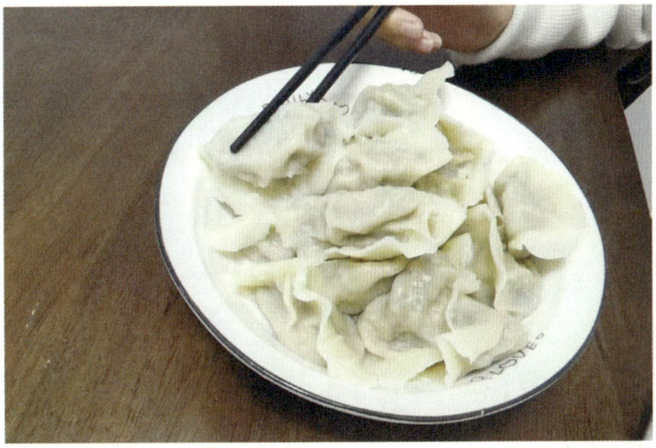

图14 装盘享用

2. 风味凉菜

（1）食材处理：将野菜去除根部及老茎，洗净，焯水处理。

（2）准备调料：根据自己的口味准备葱花（蒜末）、辣椒、生抽、味精、醋、香油等调料及其他配料。

（3）调制凉菜：将处理过的食材与调配好的调味料充分混合，适当搅拌，使食材充分吸收调配的料汁。

（4）装盘品尝，与其他同学分享。

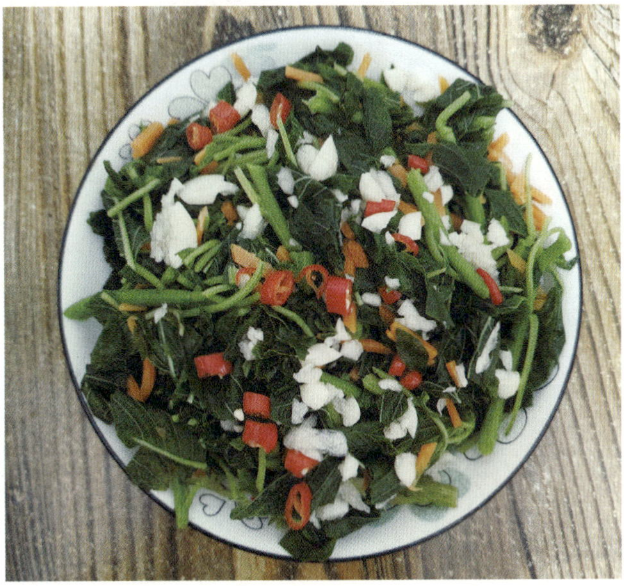

图15 风味凉菜

3. 特色蒸菜

（1）食材处理：将野菜去除根部及老茎，洗净，沥水，切割成适当长度。加入少量食用油搅拌均匀，再均匀撒上少量面粉与玉米面，搅拌使面粉均匀包裹野菜。

（2）上锅蒸制：蒸锅内加水，将拌好的野菜均匀放置于蒸屉内，大火烧开后蒸制 3～5 分钟。

（3）调味食用：用食盐、鸡精、生抽、香醋、蒜末、芝麻、辣椒油等配好调味料，与蒸好的野菜拌匀，分享食用。

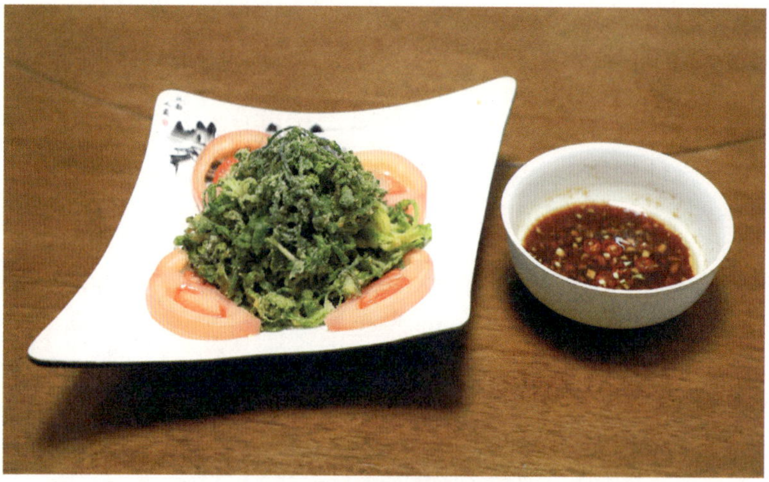

图16　特色蒸菜

4. 艾叶青团

（1）准备馅料：预先准备好豆沙馅或其他馅料。

（2）食材处理：取适量新鲜艾叶洗净，用开水焯过，入冷水，用榨汁机打成汁。

（3）和面：将艾叶汁混入糯米粉，加入适量的水和成面团。

（4）擀皮包馅：将面团分成小块，擀成薄皮，包入馅料，封口捏紧。

（5）上锅蒸制：将制作好的青团放入蒸锅中，用中火隔水蒸 15 分钟左右，直至熟透。分享食用。

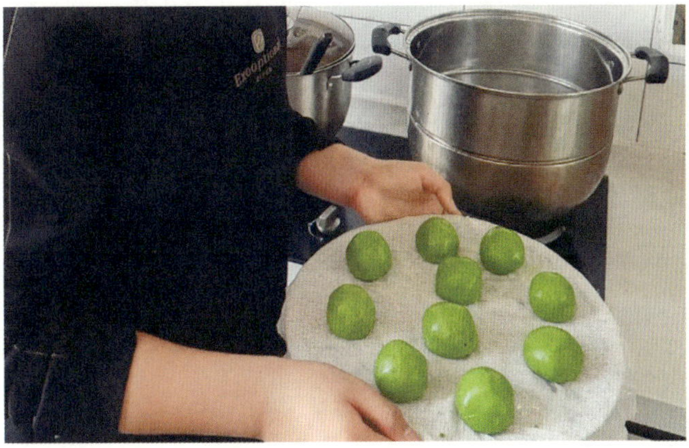

图 17　艾叶青团

四、交流与反思

1. 各小组集体展示制作的美食，共同品尝分享，投票评选最佳饺子、最佳拌菜、最佳蒸菜、最佳青团等，获奖小组分享制作经验。

2. 讨论交流采挖野菜与美食制作过程中的心得与体会，遇到的困难与解决的方法，体会劳动的艰辛与乐趣，感受团队合作与劳动成果带来的成就感和自豪感。

五、劳动评价

请根据实际情况，完成下面的评价表。

评级维度	评价标准	自　评	组　评	师　评
劳动观念	喜爱田野活动和美食制作，积极参与			
	日常参与家务劳动，具备基本劳动素养			
劳动能力	团结协作、分工明确			
	知识准备充分，熟练掌握辨识和采挖野菜的方法			
	掌握包饺子和其他美食制作的基本方法			
	在美食制作中尝试创新，制作的食品受到欢迎			
	在规定时间内完成任务			

续表

评级维度	评价标准	自 评	组 评	师 评
劳动习惯和品质	劳动前做好规划和准备			
	使用工具时有安全意识			
	团队成员间沟通顺畅，高效完成任务			
	爱护自然环境，不浪费			
	制作食物时认真细致，操作有条理，整洁卫生			
劳动精神	不怕辛苦，克服困难			
	认真严谨，执着专注			
	乐于学习，追求卓越			

六、劳动拓展

讨论分享身边有哪些野菜可以食用，还能制作哪些美食；常见野菜除可供食用外还有哪些药用功效。

小知识 6　可以制作美食的野菜

荠菜，一年生或二年生草本。基生叶丛生，羽状分裂。春天抽薹开花，小花白色，结倒三角形小果。嫩叶可食。全草入药，可凉肝止血、平肝明目、清热利湿。收载于国家批准的“药食两用物质名录”，未入《中国药典》。

马齿苋，一年生肉质草本，常匍匐于地。叶肥厚，形似马齿。夏季开花，小花黄色，午时盛开。茎叶可食。地上部分入药，可清热解毒、凉血止血、止痢。收载于国家批准的“药食两用物质名录”和《中国药典》。

蒲公英，多年生草本，有白色乳汁。叶全基生，边缘具波状齿或羽裂。春夏开花，小花黄色。生于花葶上者并非单朵花，实为极多无柄小花聚集构成的头状花序。嫩叶可食。全草入药，可清热解毒、消肿散结、利尿通淋。收载于国家批准的“药食两用物质名录”和《中国药典》。

苋菜，一年生草本。叶卵形，绿色、红色、暗紫色或带紫斑等。夏季开花，小花黄绿色，密集生于穗状花序上。嫩茎叶可食，已广泛栽培作蔬菜，但亦有半野生者。与之形态相似的野苋菜亦可食用。茎叶入药，可清热解毒、通利二便。未入《中国药典》。

扫帚菜，亦名地肤，一年生草本。叶狭长无柄，灰绿色。夏季开花，小花黄绿色，数朵簇生叶腋。常见栽培者叶狭细，枝叶极繁。嫩茎叶可食。果入药，称地肤子，可清热利湿，祛风止痒。收载于《中国药典》。

艾，多年生草本，有浓烈香气。叶卵圆形，羽状深裂，边缘具粗齿，上面暗绿色，下面灰绿色，密被灰白色绒毛。秋季开花，小花紫色。叶入药，可温经止血，散寒止痛，祛湿止痒。收载于《中国药典》，但未列入国家批准的“药食两用物质名录”。

附：青团，是江南地区寒食、清明节的传统时令小食，用艾草、浆麦草、鼠曲草或蔬菜的青汁拌进糯米粉，再包裹进豆沙、肉馅儿等馅料做成的青绿团子。青团的记载始见于明代，其起源可能与始自唐代的青精饭有关。明代高濂《遵生八笺》云：“青精饭，用杨桐叶，并细叶冬青叶，遇寒食，采其叶染饭，色青而有光，食之资阳气，道家谓之青精干食饭。今俗以夹麦青草捣汁，和糯米作青粉团，乌臼叶染乌饭作糕，是此遗意。”

项目二 ▶ 制作春季养生茶

一、劳动情境

古人以为，春季天气转暖，万物生发，故宜滋养阳气与肝气。你了解常见的药食两用物质中，有哪些是温补阳气、养肝护肝的吗？大自然中形形色色的花草，有很多是有益健康的食药物质，经过巧妙运用和搭配，代做茶饮，既可以获得令人愉悦的感受，也可以产生良好的养生效果。你想为自己和家人泡上一杯芳香浓郁又健康的春季养生茶吗？让我们现在就开始吧！

二、劳动准备

1. 材料准备　学校统一提供常见的用于茶饮的药食两用物质。其他原料由学生自备。

2. 泡茶工具　准备养生茶制作需要的器具，如养生壶或普通茶壶、水杯、茶袋等。

3. 场地　如劳动教育专用教室等。

三、劳动过程

示例：补肝养血安神茶

配料：大枣（60g）、桂圆（30g）、山楂（30g）、枸杞（20g）、红糖（30g）、水（600g）。

1. 大枣需提前用水浸泡1小时。

2. 将大枣、桂圆、山楂、枸杞洗净放入锅或养生壶中，加入清水，大火煮开，再用小火煮25分钟左右，以大枣煮软为佳。

3. 关火后，按个人口味放入适量红糖调匀，趁热饮用。

以上配料中大枣、桂圆可养血安神，枸杞可滋补肝肾，山楂可消食健胃、行气散瘀。

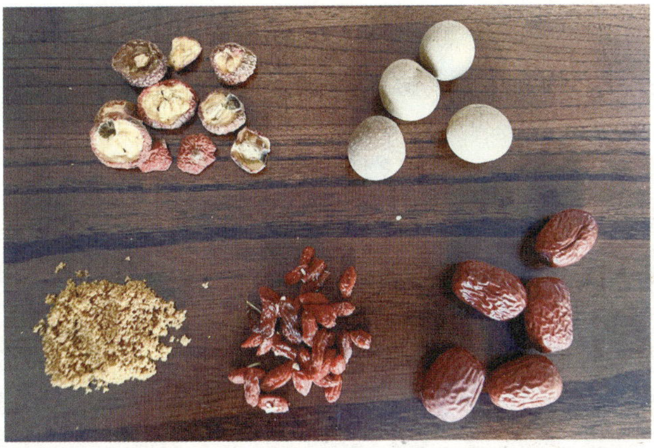

图 18　补肝养血安神茶原料示例

任务一　确定养生茶配方

1. 各小组搜集查阅资料，确定本组的春季养生茶配方，既要考虑茶饮的色、香、味等感官性状，又要考虑其养生功效。配方确定后根据其中主要原料的养生功效，为本小组的养生茶起一个能够体现其主要功效的名字，如益气舒肝明目茶、补肝养血安神茶等。

将小组养生茶名称及配料等信息填入下表。

本组养生茶名称：(　　　　　　　)；配制总量：100g

原料名称	用量（g）	主要功效

2. 根据以上配比，称量各种原料，混匀后分装至塑料密封袋内，共 10 袋。在袋上贴上标签，注明养生茶名称、配料等。

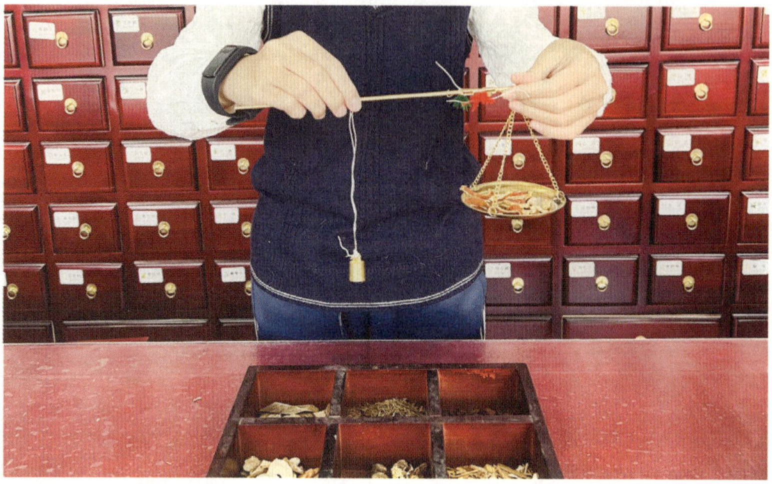

图 19　称量

任务二　烧水泡茶

1. 在养生壶中加入适量的水，加热烧开（或直接在普通茶壶中加入开水）。

2. 将 1 茶袋中的原料倒入壶内，稍加搅拌。

3. 静置 5～10 分钟即可饮用（部分果肉较厚的原料如大枣、桂圆等可能需要预煮 15～30 分钟）。

任务三　奉茶

客来敬茶是我国各个民族共同的款客礼仪。各小组熟悉、练习奉茶相关的礼仪，同伴间彼此奉茶或向老师奉茶。

1. 上茶时，以七八分满为宜，水温不宜太烫，以免客人不小心烫伤。

2. 上茶时，茶杯（壶）小心轻放，不可砰然出声。把茶杯（壶）放在合适的位置，以防客人不小心时打破。茶壶壶嘴应对着两人之间的空隙处，不要对着人。带柄的茶杯，杯柄应对客人的右方，以便客人顺手擎杯。

3. 上茶时，在客人座位的左侧侧身奉茶，避免碰撞客人身体。

4. 在上茶或分杯时，要说一声“请用茶”，以示主人敬茶有礼。

5. 将本组制作的养生茶包带回家，为爸爸妈妈冲泡、敬奉一杯养生茶，并询问他们的感受。

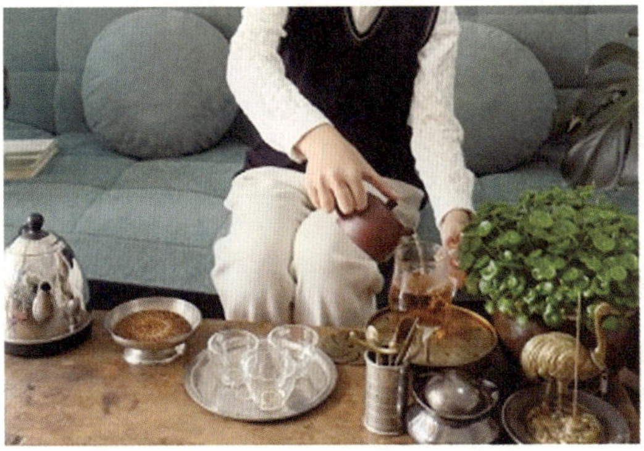

图 20　倒茶

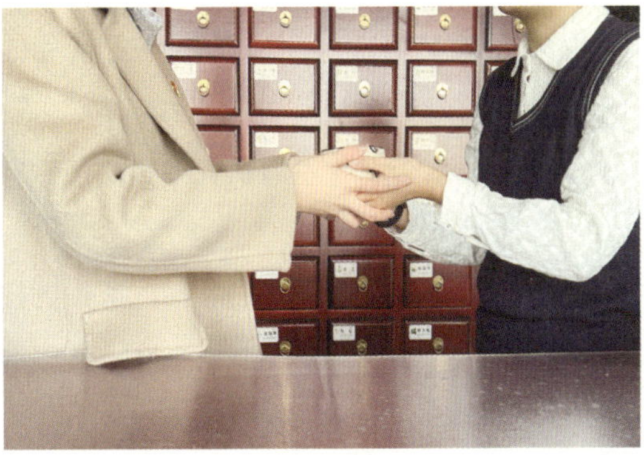

图 21　奉茶

四、交流与反思

1. 各小组展示介绍本组养生茶的名称、主要原料和功效；小组间相互品尝养生茶，集体投票评出最佳养生茶（评分占比：颜色 10%，香气 20%，口感 30%，功效 40%）。

2. 交流分享制作春季养生茶的收获及体会。

五、劳动评价

请根据实际情况，完成下面的评价表。

评级维度	评价标准	自　评	组　评	师　评
劳动观念	对古人春季养阳养肝的理念有基本的理解和认识			
	乐于学习和尝试更多的养生知识与方法			
劳动能力	了解用于茶饮的常见药食原料及其功效			
	掌握配制养生茶的基本方法和思路			
	懂得奉茶的基本礼仪			
	善于应用新知识，在配制养生茶过程中尝试创新			

续表

评级维度	评价标准	自　评	组　评	师　评
劳动能力	选料正确，称量基本准确			
劳动习惯和品质	配制养生茶前调研充分，有详细规划和明确目标			
	配制养生茶时认真细致，操作有条理，整洁卫生			
	尊重他人，沟通顺畅，协作良好			
	操作电器、加热器具等注意安全防护			
劳动精神	团结协作，共同进步			
	认真严谨，关注细节			

六、劳动拓展

探究一下本草养生茶与人们常喝的绿茶、红茶有何不同？

项目三▶运动养生促健康

一、劳动情境

“文明其精神，野蛮其体魄”是现代教育的两大关键内涵。健康的身体是感受生命美好的重要前提，而规律的日常运动是我们保持身体健康的最基本途径。运动养生，古已有之。八段锦与五禽戏都是流传千载的中国古代养生运动，至今仍广受人们的喜爱。今天，让我们一同来学习演练，一起运动起来吧！

二、劳动准备

1. 练功服　宽松舒适的练功服，每人 1 套。

2. 音乐播放设备　音响及配套音乐。

3. 场地　空旷的室外场地或操场。

4. 观看电视节目　中央电视台《中华好功夫》栏目的五禽戏、八段锦视频。

三、劳动过程

任务一　了解八段锦与五禽戏

1. 分组查阅资料，了解八段锦与五禽戏的创编历史及名称由来，熟悉其主要动作及相关的养生功效，练习记忆主要的动作口诀。

2. 课前自行观看中央电视台《中华好功夫》栏目的五禽戏、八段锦视频，可参照领会相关动作要点，自行练习。

任务二　学习练习八段锦基本动作

通过体育老师讲解示范，同学们跟随演练，逐步掌握八段锦基本动作及歌诀。

八段锦歌诀

两手托天理三焦；左右开弓似射雕；
调理脾胃须单举；五劳七伤往后瞧；
摇头摆尾去心火；两手攀足固肾腰；
攒拳怒目增气力；背后七颠百病消。

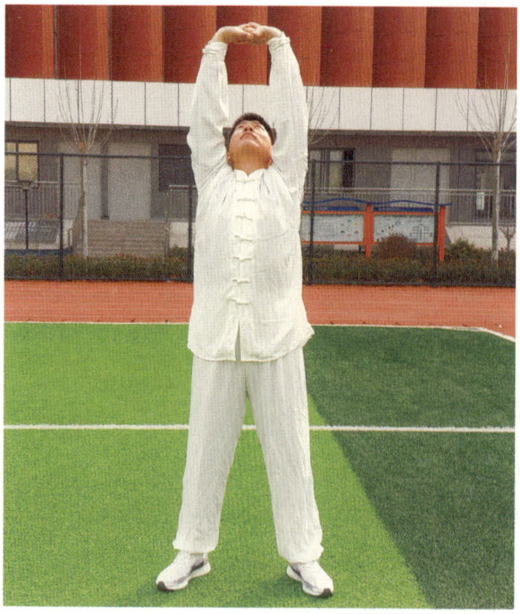

图 22　两手托天理三焦

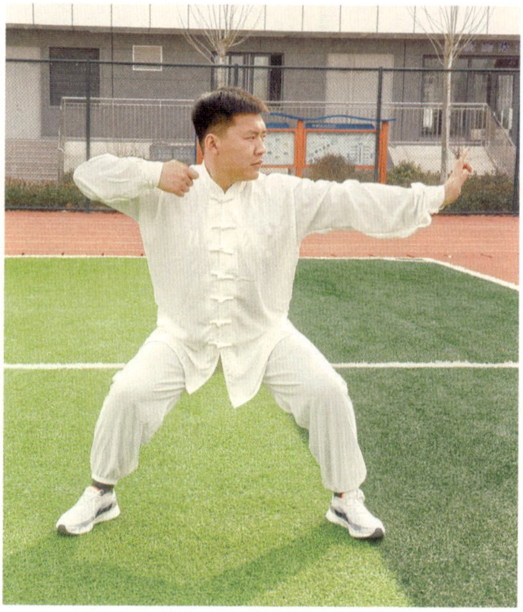

图 23　左右开弓似射雕

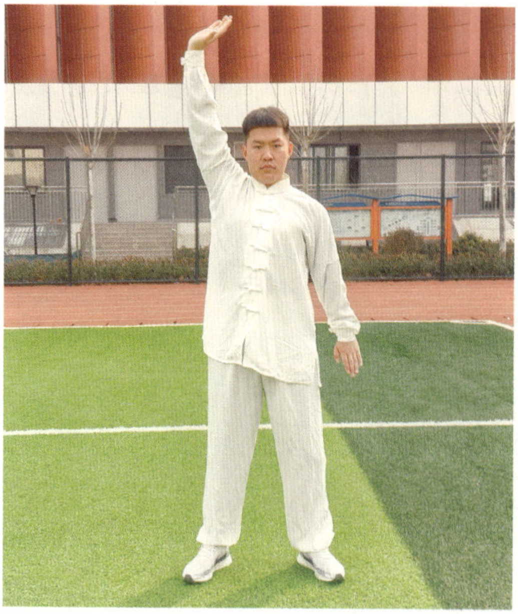

图 24　调理脾胃须单举

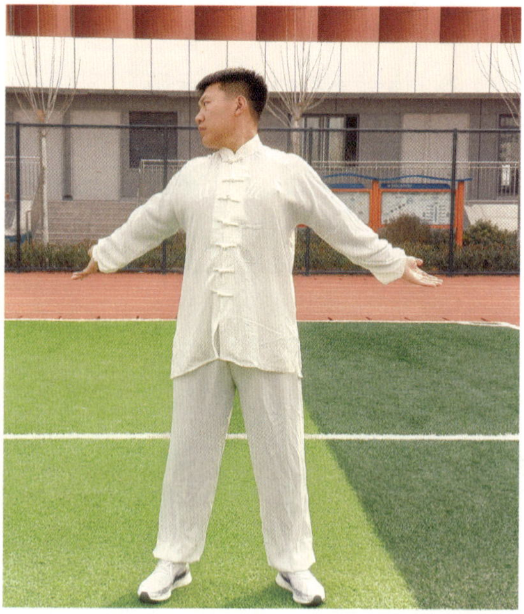

图 25　五劳七伤往后瞧

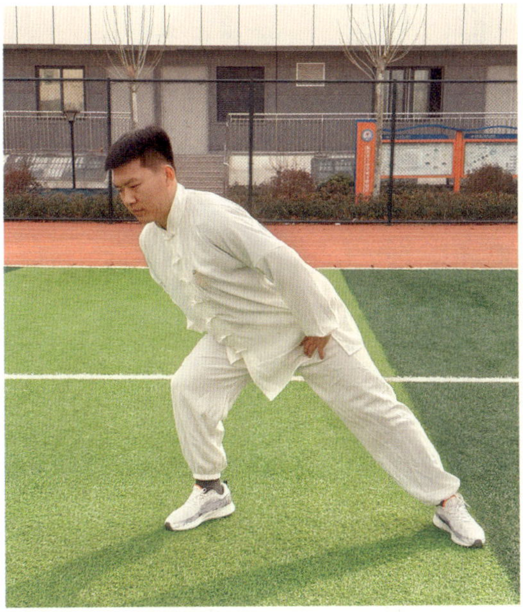

图 26　摇头摆尾去心火

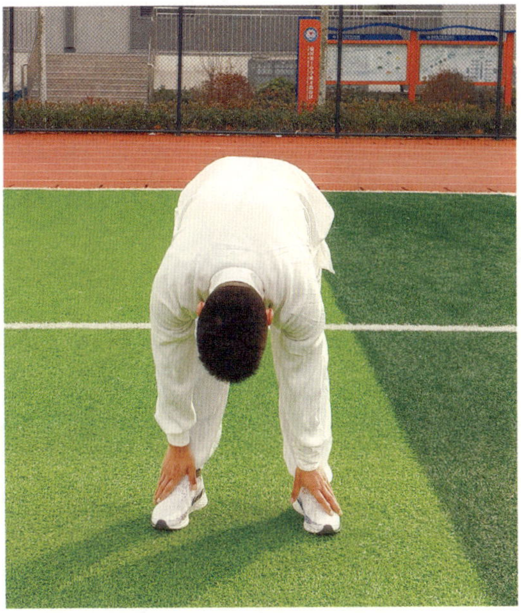

图 27　两手攀足固肾腰

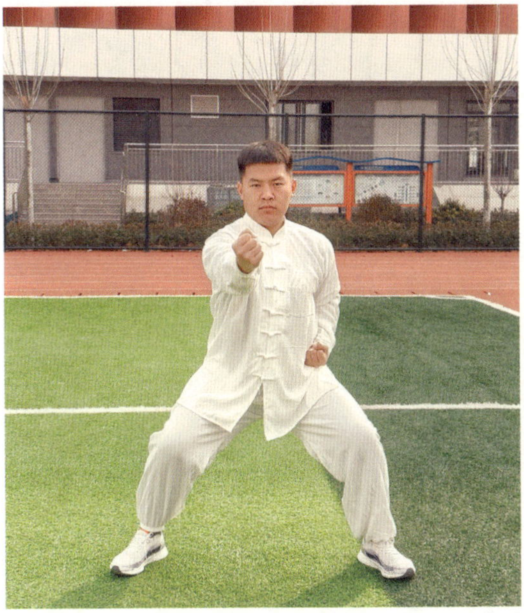

图 28　攒拳怒目增气力

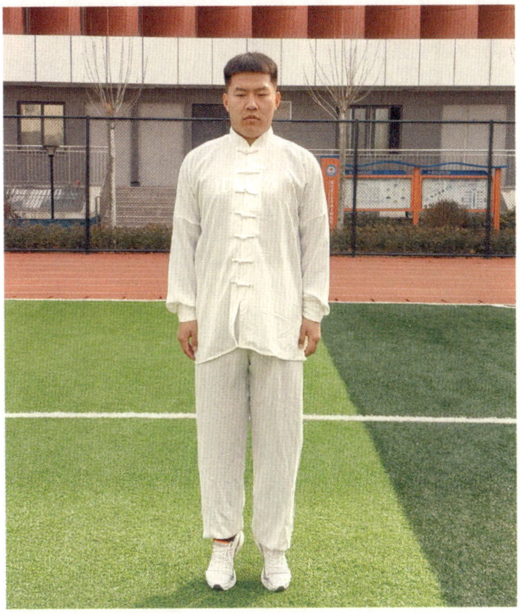

图 29　背后七颠百病消

任务三　学习练习五禽戏基本动作

通过体育老师讲解示范，同学们跟随演练，逐步掌握五禽戏的基本动作及歌诀。

五禽戏主要动作

虎戏：虎举、虎扑。

鹿戏：鹿抵、鹿奔。

熊戏：熊运、熊晃。

猿戏：猿提、猿摘。

鸟戏：鸟伸、鸟飞。

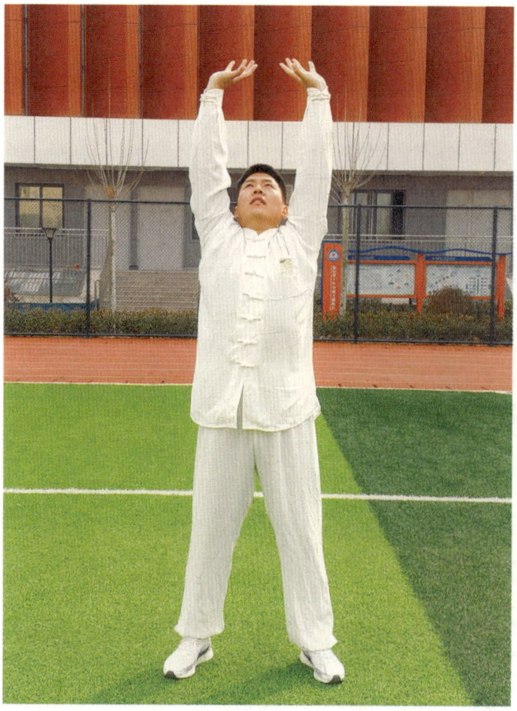

图 30　虎举

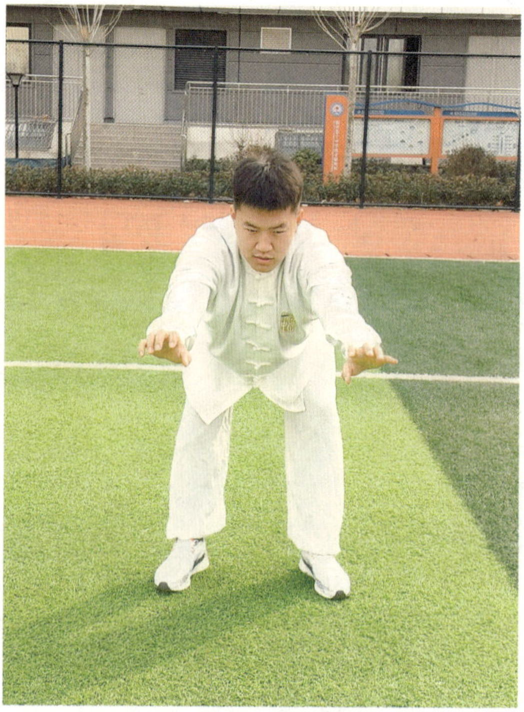

图 31　虎扑

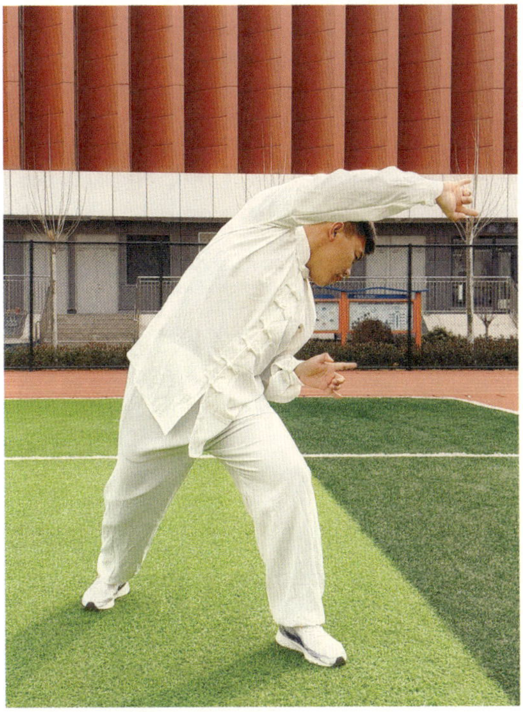
图 32　鹿抵

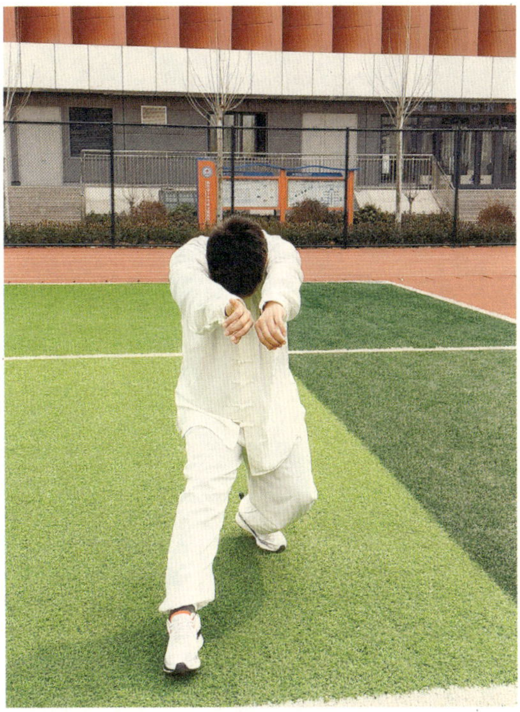
图 33　鹿奔

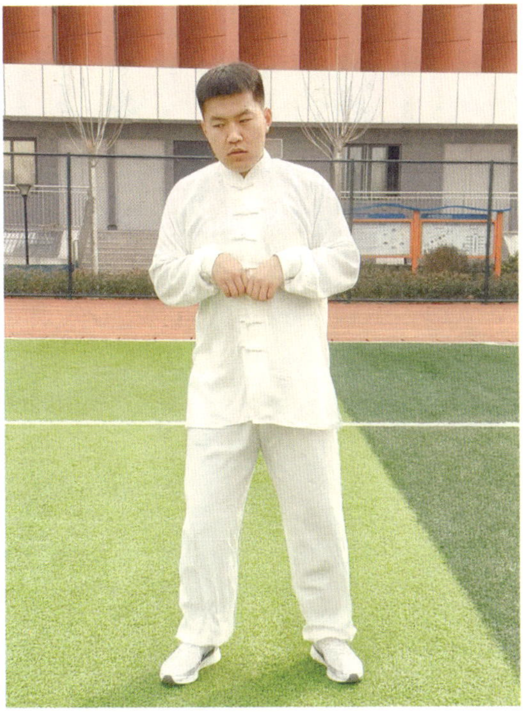
图 34　熊运

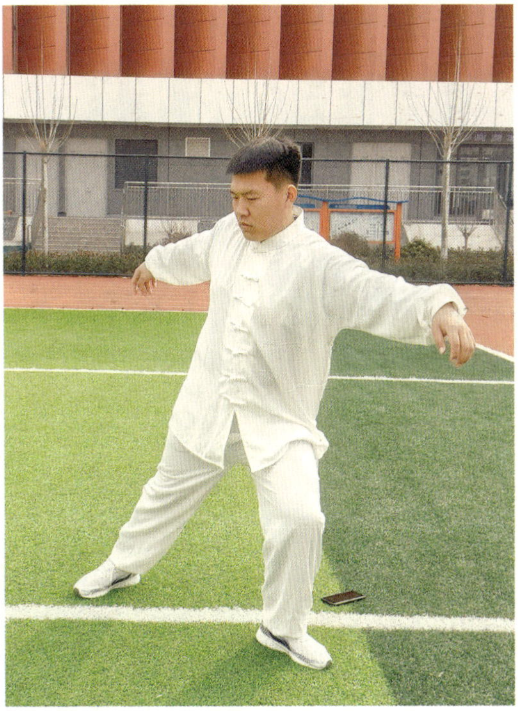
图 35　熊晃

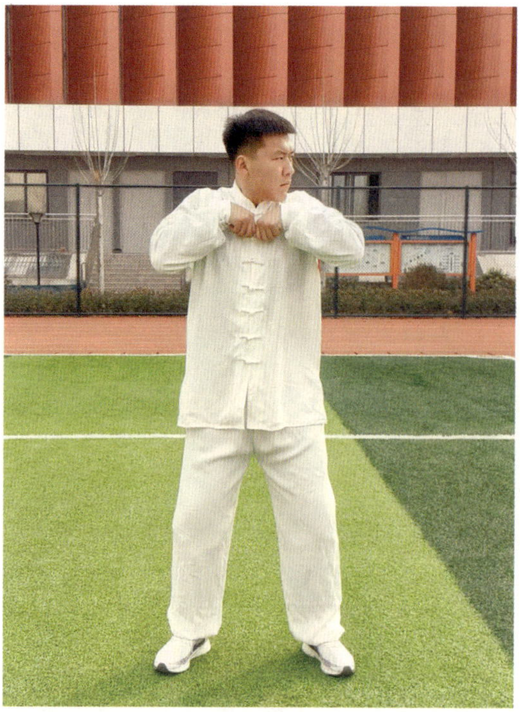

图 36　猿提

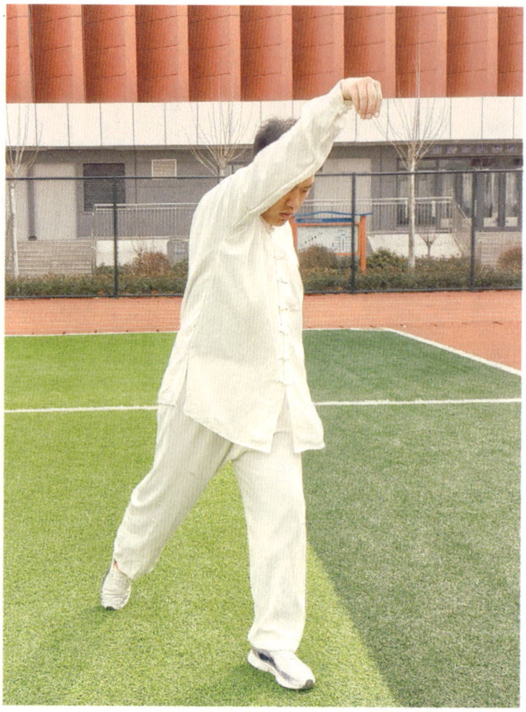

图 37　猿摘

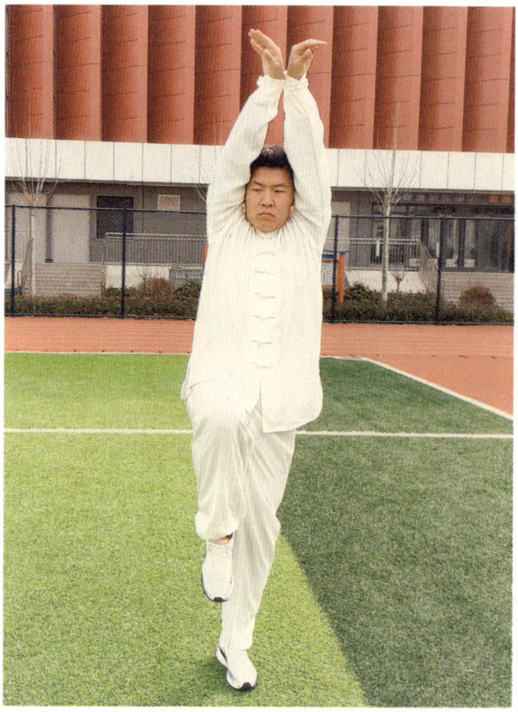

图 38　鸟伸

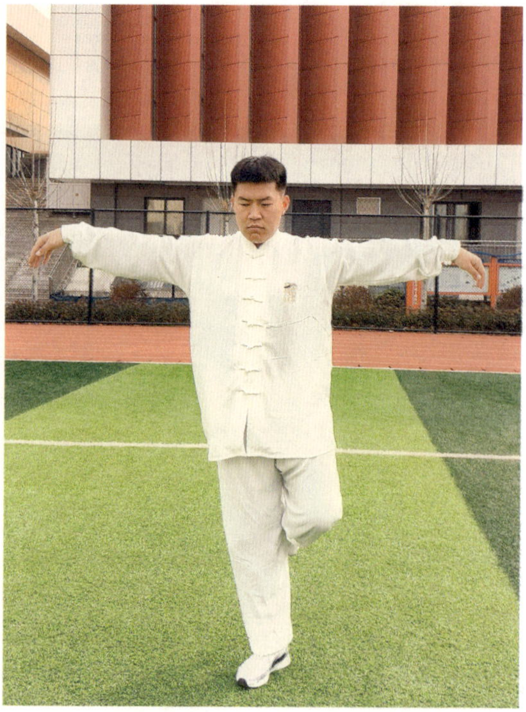

图 39　鸟飞

任务四　熟练掌握八段锦、五禽戏动作要领

1. 在掌握基本动作的基础上，反复跟练，熟悉动作要领，课后对照视频与相关文字资料自行进行练习，不断提高。

2. 分组进行演练，以小组成员互帮互纠、团结协作的方式，发现个人动作上存在的缺点和不足，不断提高动作质量。

3. 以小组为单位进行集体展示，全体投票评选最佳八段锦小组与最佳五禽戏小组。

任务五　学练八段锦、五禽戏前后静态平衡能力测试

每个小组测试一下本组成员在学练八段锦、五禽戏前后闭目单足站立的时间（左、右足），探究一下静态平衡能力是否有明显增强。

四、反思与交流

1. 集体交流分享在八段锦和五禽戏学习过程中的心得与体会，说一说自己的动作目前还有哪些不足，怎样才能将动作完成的质量更好。

2. 共同讨论一下，八段锦和五禽戏的每一式需要调动哪些部位的肌肉和关节，对于保持良好的身体结构和功能具有哪些有益的保健作用。

3. 分享一下自己在习练八段锦和五禽戏后感受到了哪些好处。

五、劳动评价

请根据实际情况，完成下面的评价表。

评级维度	评价标准	自　评	组　评	师　评
劳动观念	喜爱运动，乐于尝试传统养生运动			
	理解运动对健康的重要性			
劳动能力	对八段锦和五禽戏有较充分的了解			
	观察、跟练较好，基本动作到位			
	较快掌握全套动作及基本口诀			
	准确掌握动作要领，动作规范自然			

续表

评级维度	评价标准	自　评	组　评	师　评
劳动习惯和品质	查资料、观察、跟练仔细认真			
	勤于思考，善于发现和解决问题			
	练习动作时反复揣摩，精益求精			
劳动精神	团结协作，相互学习，取长补短			
	有自信，不畏难，持之以恒			

六、劳动拓展

拓展 1：学会了八段锦和五禽戏，回家后可以为家人表演一下，说一说运动养生的好处。或可以带着家人练习八段锦和五禽戏，一起运动起来吧！

拓展 2：我国健身气功除八段锦和五禽戏还有很多，如易筋经、太极拳等，感兴趣的同学可以进一步查询学习，相互交流。

小知识 7　八段锦与五禽戏的历史

八段锦的起源可以追溯到古代的导引术，通过伸展身体、活动关节和调整呼吸来改善健康状况。长沙马王堆汉墓出土的导引图中可见到八段锦的部分相似图式，说明了二者之间的潜在联系。“八段锦”一词最早出现于晋代葛洪《神仙传》“栾巴”条下记载：“士大夫学道者多矣，然所谓八段锦、六字气，特导引吐纳而已，不知气血寓于身而不可扰，贵于自然流通，世岂复知此哉？”八段锦之流传于民间可能始自北宋，并出现了坐式八段锦和立式八段锦两大系统的雏形，至南宋时期出现了歌诀形式，明清时期又有了较大发展。当今广泛流传的立式八段锦歌诀及动作套路应出自清末《新出保身图说·八段锦》。2003 年，国家体育总局在传统八段锦基础上进行重新编排，形成《健身气功·八段锦》新功法并向全国推广。

与八段锦相似，五禽戏也建立在古代导引术的基础之上。东汉医学家华佗在《庄子》“二禽戏”（“熊经鸟伸”）的基础上创编了“五禽戏”，其历史记载可见于魏晋时期陈寿《三国志·华佗传》：“广陵吴普、彭城樊阿皆从佗学。普依准佗治，多所全济。佗语普曰：‘人体欲得劳动，但不当使极尔。动摇则谷气得消，血脉流通，病不得生，譬犹户枢不朽是也。是以古之仙者为导引之事，熊颈鸱顾，引挽腰体，动诸关节，以求难老。吾有一术，名五禽之戏，一曰虎，二曰鹿，三曰熊，四曰猿，五曰鸟，亦以除疾，并利蹄足，以当导引。体中不快，起作一禽之戏，沾濡汗出，因上着粉，身体轻便，腹中欲食。’普施行之，年九十余，耳目聪明，齿牙完坚。”其主要动作描述可见于南北朝时期医药学家陶弘景所著之《养性延命录》。隋唐以后，习练五禽戏者日益增多，亦常见于诗文典籍，至明清时期已形成众多流派。2003 年，国家体育总局重新编排出版了现代版的《健身气功·五禽戏》。

小知识 8　八段锦动作口诀

预备势

两足分开平行站，横步要与肩同宽；头正身直腰松腹，两膝微屈对足尖，双臂松沉掌下按，手指伸直要自然；凝神调息垂双目，静默呼吸守丹田。

两手托天理三焦

十字交叉小腹前，翻掌向上意托天；左右分掌拨云式，双手捧抱式还原，式随气走要缓慢，一呼一吸一周旋；呼气尽时停片刻，随气而成要自然。

左右开弓似射雕

马步下蹲要稳健，双手交叉左胸前；左推右拉似射箭，左手食指指朝天，势随腰转换右式，双手交叉右胸前；右推左拉眼观指，双手收回式还原。

调理脾胃单臂举

双手重叠掌朝天，右上左下臂捧圆；右掌旋臂托天去，左掌翻转至脾关，双掌均沿胃经走，换臂托按一循环；呼尽吸足勿用力，收式双掌回丹田。

五劳七伤往后瞧

双掌捧抱似托盘，翻掌封按臂内旋；头应随手向左转，引气向下至涌泉，呼气尽时平松静，双臂收回掌朝天；继续运转成右式，收式提气回丹田。

摇头摆尾去心火

马步扑步可自选，双掌扶于膝上边；头随呼气宜向左，双目却看右足尖，吸气还原接右式，摇头斜看左足尖；如此往返随气练，气不可浮意要专。

两手攀足固肾腰

两足横开一步宽，两手平扶小腹前；平分左右向后转，吸气藏腰撑腰间，式随气走定深浅，呼气弯腰盘足圆；手势引导勿用力，松腰收腹守涌泉。

攒拳怒目增气力

马步下蹲眼睁圆，双拳束抱在胸前；拳引内气随腰转，前打后拉两臂旋，吸气收回呼气放，左右轮换眼看拳；两拳收回胸前抱，收脚按掌式还原。

背后七颠百病消

两腿并立撇足尖，足尖用力足跟悬；呼气上顶手下按，落足呼气一周天，如此反复共七遍，全身气走回丹田；全身放松做颠抖，自然呼吸态怡然。

小知识9　五禽戏动作口诀

预备势　起势调息

左脚开步与肩宽，含胸拔背沉双肩；两掌上托平膻中，内收下按胯两边；头正颈直松胸腹，托合按掌走弧线；宁心安神调匀息，意守丹田气归元。

虎举

撑掌屈指紧握拳，提胸收腹臂外旋；如托重物向上举，攒拳下拉如吊环；提拉举按贯劲力，直腰拔背胸廓展；牵拉两胁理三焦，濡养筋脉调养肝。

虎扑

手握空拳提至肩，拳变虎爪扑向前；挺胸收腹长引腰，伸膝后仰又送髋；脊柱蠕动如浪涌，腰胸颈椎逐节穿；上举下按摩胁肋，肝气疏泄尽舒展。

鹿抵

迈步摆臂手握拳，鹿角划圆举头前；弓步转腰身前倾，转头下视脚后跟；侧屈拧转紧压腰，抻拉脊柱要沉髋；尾闾运转强腰肾，疏通经络筋骨健。

鹿奔

屈膝前跨成弓步，手握空拳前划弧；伸头拱背臀内敛，含胸展肩紧收腹；内夹尾闾凸命门，横竖两弓呈平弧；打开大椎通督脉，振奋阳气全身舒。

熊运

手握空拳成熊掌，腰腹为轴颠摇晃；提胸收腹伸展腰，左右侧屈身俯仰；外导内引健脾胃，润肠化结谷气旺；脾主运化生精微，运腰摩腹三焦畅。

熊晃

起腿屈膝先提髋 ，迈步行走足朝前；拳握熊掌脚踏实，拧腰摆臂晃双肩；前靠后坐腰带臂，沉稳厚实步履坚；挤脏压腑意两胁，落步震脚调脾肝。

猿提

十指撮钩再屈腕，提肛收腹耸双肩；脚跟提起头平转，团胸缩项目光闪；百会上领紧夹肘，沉肩松腹式还原；抓撮按提指连心，提踵翘立练平衡。

猿摘

摆臂伸掌脚丁步，屈膝下蹲频盼顾；猿钩贴腰掌护面，搂膝蹬腿纵上树；攀枝摘果掌变钩，展身舒臂手握固；托掌看桃心喜悦，意念专一气血足。

鸟伸

两掌相叠头上举，提肩缩项翘尾间；手臂后摆成鸟翅，抬腿蹬地脚伸直；挺胸塌腰身反躬，一身正气昂然立；掌举吸气增肺量，肺气畅旺百脉喜。

鸟飞

展掌舒指侧摆起，掌成鸟翅头顶举；一腿伸直一腿提，臂如鸟翼展翅飞；沉肩坠肘臂蠕动，摆掌举臂肩发力；肺主宣发司肃降，举吸落呼益心肺。

收势　引气归元

两掌上抱头顶悬，指尖相对按腹前；虎口交叉眼微闭，调匀呼吸神内敛；合掌搓擦手微热，上下摩脸干浴面；闭目静养心平和，元气归根入丹田。

项目四▶中医体验：望闻问切

一、劳动情境

望、闻、问、切，合称中医四诊法，始于战国名医扁鹊，也是现代中医常用的诊断方法。同样，西医也有视、触、叩、听、嗅的常规查体方法，可知医家诊法之同源。那么，中医诊法中有哪些独具特色的诊断思想与诊断技术呢？中医又是怎样通过看似简单的表象而察知患者复杂的内在变化，见微而知著的呢？日常生活中我们能否应用一点中医诊法小知识来帮助我们发现健康问题呢？带着这些问题，让我们一起走进中医，去体验探寻中医诊法的奥妙吧！

二、劳动准备

1. 观看电视节目　观看中央电视台电视栏目《中国中医药大会》：望闻问切。

2. 四诊参考资料　中医四诊挂图、中医舌诊基础知识挂图、脉枕、秒表。

3. 场地　校内中医药馆或劳动专用教室。

三、劳动过程

任务一　了解中医四诊的基本内涵

1. 课前仔细查阅中医四诊的相关资料，了解中医四诊的基本背景信息。

2. 课前自行观看中央电视台《中国中医药大会》之望闻问切，了解中医四诊的基本方法与四诊合参的基本理念，感受中医药文化的独特魅力。

3. 参观中医药馆，聆听专业中医师讲解中医四诊及八纲辨证的主要内容与方法，结合课前查阅的相关资料，选择要点填写下表。

诊　法	主要内容及基本方法
望诊	
闻诊	
问诊	
切诊	

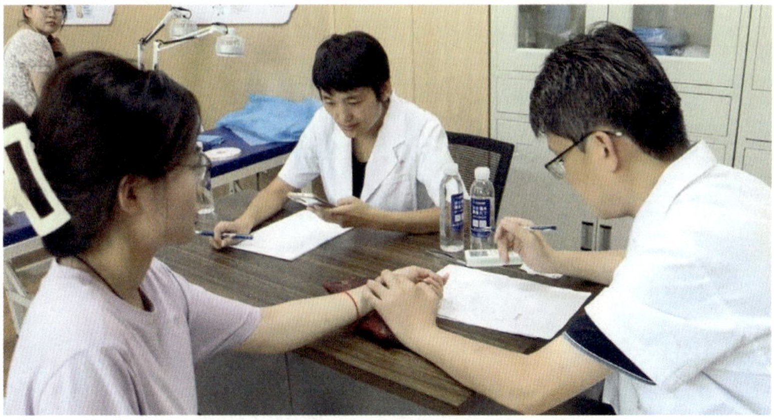

图 40　中医诊病

任务二　了解与体验舌诊

舌诊是中医望诊的一个重要内容，也是独具特色的一项诊断技术。通过中医师的专业介绍和示范讲解，结合配套挂图了解舌诊的主要内容及基础知识，分组观察每一位同组同学的舌色和舌苔，共同商讨判断，完成下表。如果小组内观察到明显异常的舌象，及时请中医师诊看并做出专业判断。

	舌诊观察结果	推测健康状况
同学 A	舌色：淡红 淡白 红 绛 紫 舌苔：黄 白 灰 厚 薄 润 燥	
同学 B	舌色：淡红 淡白 红 绛 紫 舌苔：黄 白 灰 厚 薄 润 燥	
同学 C	舌色：淡红 淡白 红 绛 紫 舌苔：黄 白 灰 厚 薄 润 燥	

续表

	舌诊观察结果	推测健康状况
同学 D	舌色：淡红 淡白 红 绛 紫 舌苔：黄 白 灰 厚 薄 润 燥	
同学 E	舌色：淡红 淡白 红 绛 紫 舌苔：黄 白 灰 厚 薄 润 燥	

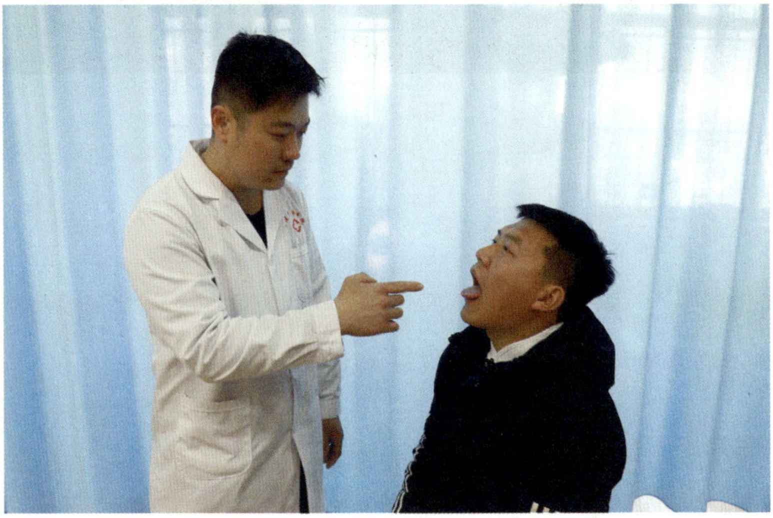

图 41　舌诊

任务三　了解与体验脉诊

脉诊又称切脉，通过按触人体的脉搏以体察脉象变化，是另一项中医特色诊断技术。通过中医师的专业介绍和示范讲解，了解常见的脉象分类。同学两人一组，尝试为自己和同学进行切脉，用秒表计时记录 1 分钟脉数，完成下表。

	脉诊观察结果	推测健康状况
本人	脉数：__________次 / 分 脉象：平脉 浮脉 沉脉 迟脉 数脉 虚脉	
同学	脉数：__________次 / 分 脉象：平脉 浮脉 沉脉 迟脉 数脉 虚脉	

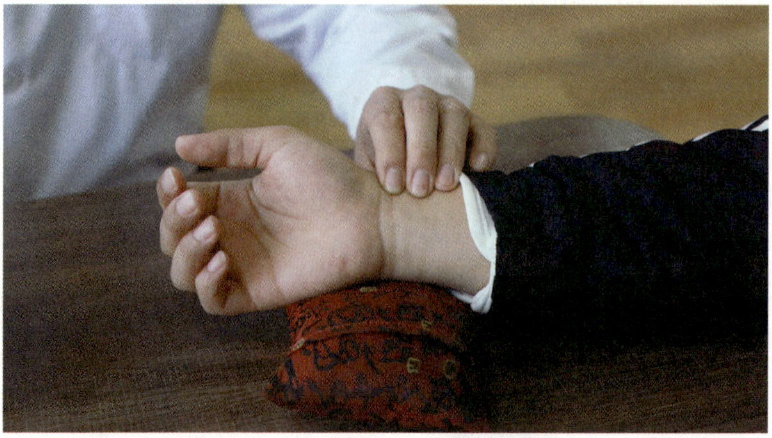

图 42　脉诊

四、交流与反思

1. 分组讨论一下中医诊断强调四诊合参的原因，然后交流分享小组观点。
2. 集体分享体验舌诊与诊脉的收获和体会。

五、劳动评价

请根据实际情况，完成下面的评价表。

评级维度	评价标准	自　评	组　评	师　评
劳动观念	有较强的求知欲，乐于尝试			
	对中医药知识与文化感兴趣			
劳动能力	能通过自学获得中医药背景知识			
	能基本理解中医四诊的思路方法			
	能基本辨别正常的舌象与脉象			
劳动习惯和品质	认真预习、查阅资料和观看视频			
	认真听讲，勤于思考，勇于提问			
	体验诊法时操作规范，观察细致			
劳动精神	团结协作，共同提高			
	乐于探究，不怕困难			

六、劳动拓展

回家后为自己的父母长辈进行舌诊和诊脉，尝试判断一下家人的健康情况，并和家人分享自己对中医四诊的看法与体验感受。

小知识10　望、闻、问、切

中医望、闻、问、切四诊法的最早记载应始于战国名医扁鹊所著的《黄帝八十一难经》，亦称《难经》。《难经·六十一难》曰："望而知之谓之神，闻而知之谓之圣，问而知之谓之工，切脉而知之谓之巧。何谓也然？望而知之者，望见其五色以知其病……；闻而知之者，闻其五音以别其病……；问而知之者，问其所欲五味以知其病所起所在也……；切脉而知之者，诊其寸口视其虚实以知其病在何藏府也。"

望诊通过观察患者的形体、精神状态、面色、舌头、排出物等视觉特征来了解病情；闻诊通过听声音和嗅气味来了解患者的脏腑状况，包括患者的语声、语言、呼吸、咳嗽、呕吐、喷嚏、肠鸣等及其体味、分泌物或排泄物气味等；问诊通过询问患者饮食习惯、症状、病史及治疗经过等了解推测可能的病因；切诊包括按诊与脉诊，通过用手指或手掌对特定部位进行触、摸、按、压来诊察病情的部位、性质和轻重等。四诊方法中，望诊中的舌诊与切诊中的脉诊是中医最具特色的诊病手段，并在历史传承中各自形成了系统性的经验总结与理论体系。

舌诊是通过观察患者舌体、舌苔和舌下血管的特征（即舌象）以推断体内脏腑的情况，而脉诊则是通过感受患者体表动脉的搏动特征（即脉象）来了解体内气血之运行，二者的早期记述均可见于《黄帝内经》。

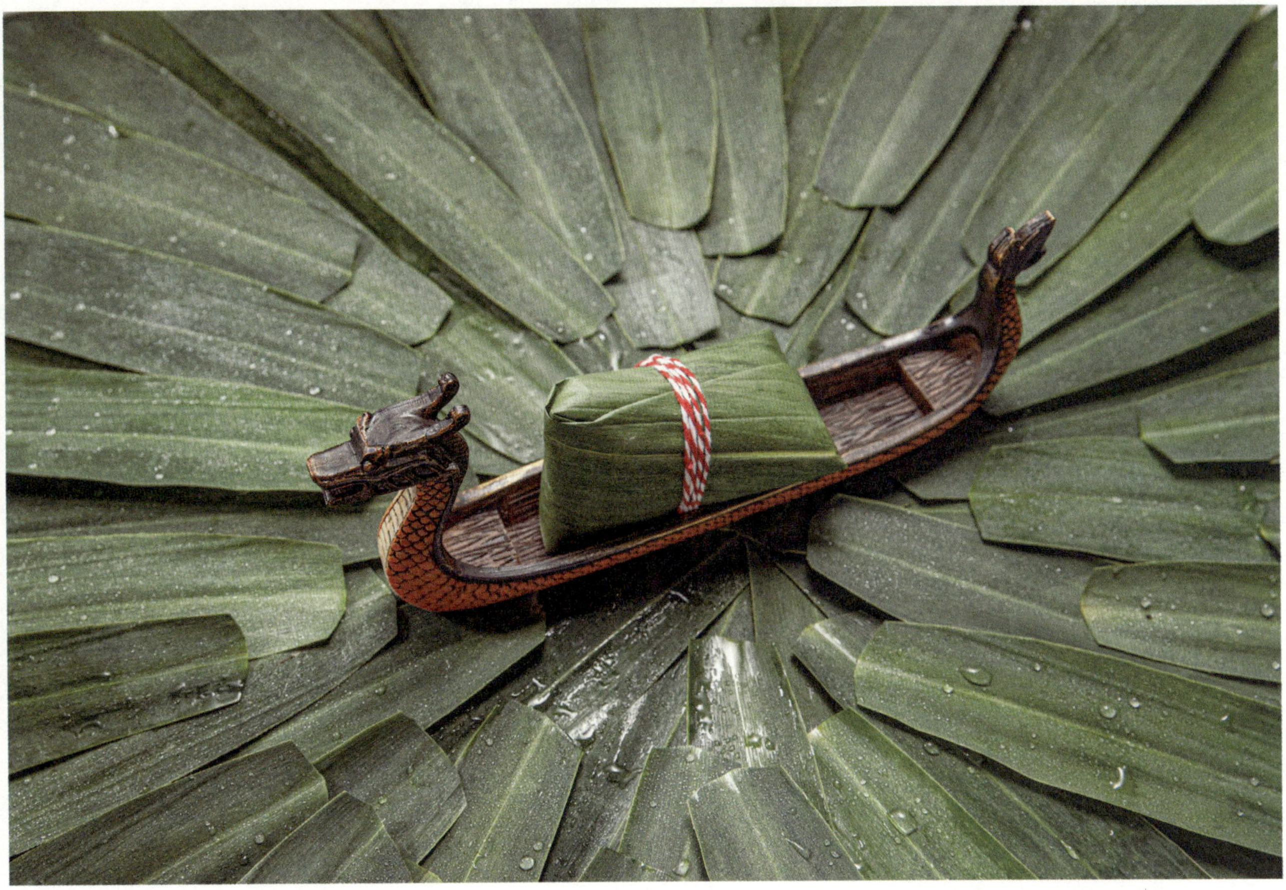

第 3 单元　夏长百草

伴随着春花散尽，绿荫渐浓，阳光灿烂的夏日正迎面向我们走来。在这个欣欣向荣的季节里，我们迎来了本草生活的又一篇章。夏季树木葱茏，百草丰茂，正是大自然阳气鼎盛、万物滋长的时节，也带给我们强健身心、卓然向上的力量。

在这个季节里，我们要顺应夏气滋长之势，以饱满的热情迎接每天的生活与学习，增加户外活动以畅快身心，更多拥抱自然以养护阳气。我们将一起走进历史，深入了解古人的端午习俗，学习制作美味粽子和夏日养生粥等消暑食品；借鉴古人夏季养心之理念，潜心探究睡眠与健康的奥秘；用心精选有益健康的药食本草，设计制作原创的夏季养生茶；相携走入大自然，制作奇妙的植物拓染；并肩徜徉中医馆，体验推拿、刮痧、拔罐等中医疗法的独特魅力。

天行健，君子以自强不息。愿我们每个人都能感受到夏日之美与大自然的力量，以昂扬的精神和健康的体魄拥抱美好的生活，让青春熠熠发光！

项目一▶消暑美食制作

一、劳动情境

仲夏端阳，粽叶飘香。端午佳节是人们祭龙祈福、辟邪迎祥的传统节日，也是纪念爱国诗人屈原的日子。粽子是端午节的时令美食，也是清热除烦、健脾开胃的养生食品；夏日炎热，食冷贪凉则易伤脾胃，不若多食粥羹以补水降温，消暑清心。让我们一起行动起来，为家人、朋友制作一份有益健康的消暑美食吧！

二、劳动准备

1. 粽子原料　包制粽子的糯米（需提前冷水浸泡 6 小时以上）、粽叶、扎绳及其他工具由学校统一提供；各小组自行准备适量馅料。

2. 养生粥原料　制作夏日养生粥的原料由各小组自行准备。

3. 烹饪工具　电压力锅、绞肉机等厨房电器。

4. 场地　如劳动教室、劳动厨房等。

三、劳动过程

任务一　话说端午节

端午节为每年农历五月初五，又称端阳节、重午节、五月节等，是入夏后最重要的一个传统节日。各小组预先选定一个与端午节相关的话题，自行查阅资料，制作 5 分钟的 PPT 内容并集体汇报展示（可在任务三空闲时间进行交流）。话题可参考但不限于以下主题。

1. 端午节是怎么来的？
2. 端午节有哪些常见习俗？
3. 端午食粽的习俗与屈原有关吗？历史上是怎么记载的？
4. 各地包粽子用的粽叶来自哪些植物？有什么功效？
5. 除了粽子，端午节还有哪些特色美食？
6. 端午节人们会用到哪些本草药物，都是做什么用的？

任务二　掌握厨房电器使用方法

1. 认真学习电压力锅、绞肉机的使用方法，重点关注安全操作环节。

2. 了解掌握厨房用电常识与安全注意事项。

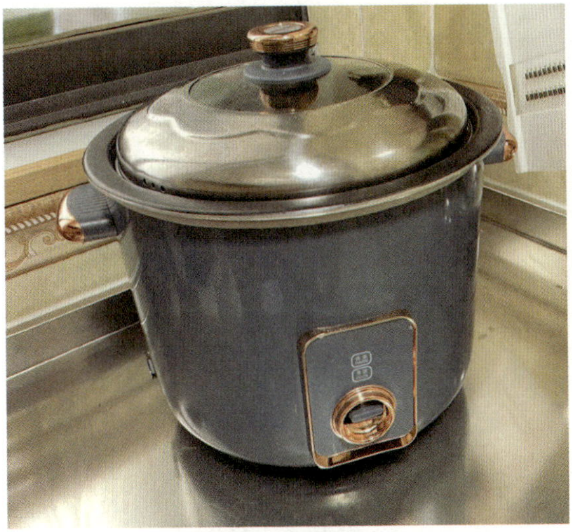

图 43　电压力锅

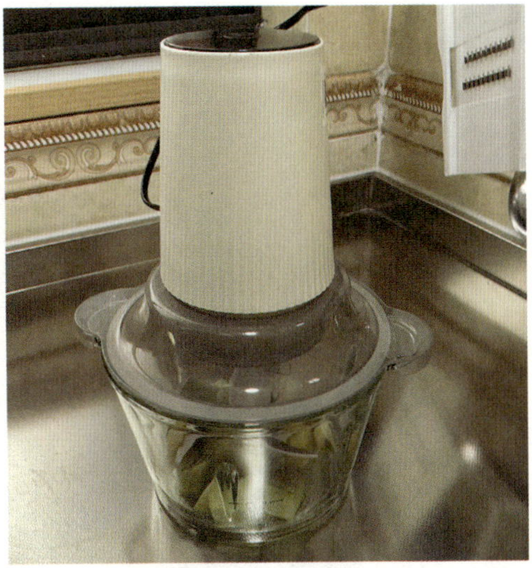

图 44　绞肉机

任务三　制作特色粽子

1. 将粽叶洗净，用开水煮 10 分钟左右使之变软，捞出后放入冷水，剪去硬梗，沥水备用。

2. 在预先准备的馅料中加入相关配料，调好。未加工好的肉料可以使用绞肉机进行简单加工。

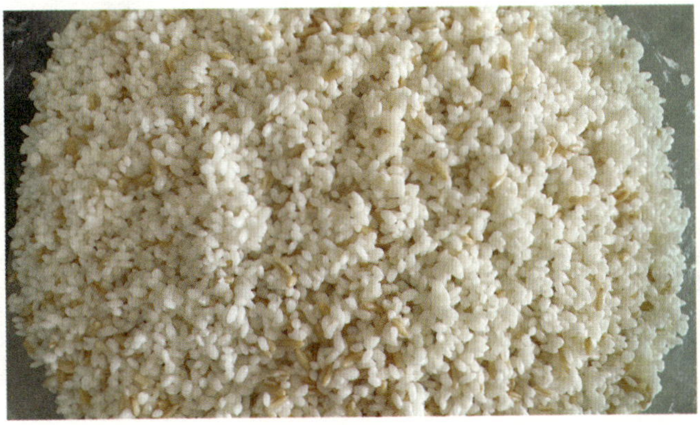

图 45　提前浸泡糯米

3. 取两片粽叶，错开一些彼此相叠，靠近下部卷成圆锥状，先放入一层糯米，再加入馅料，最后盖上一层糯米，用勺子压实。将上面的粽叶向下折，绕过下角后再折回来，绕过上角，用扎绳捆紧。

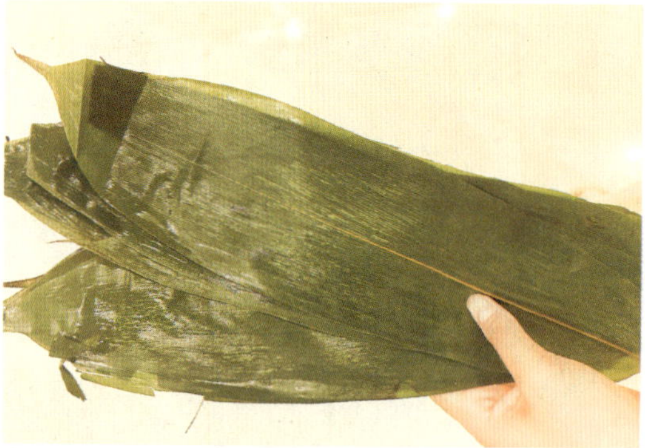

图 46　粽叶

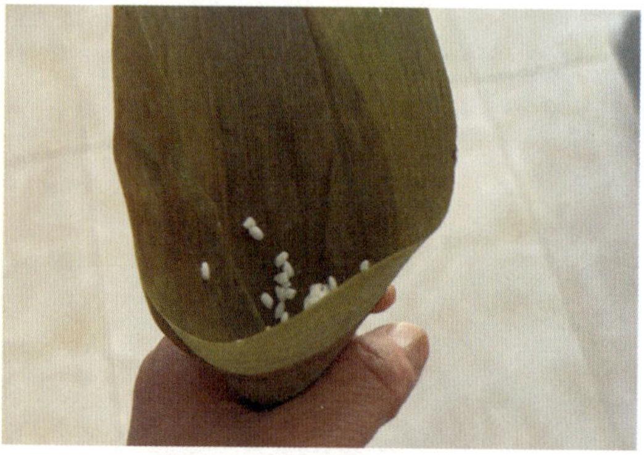

图 47　将粽叶卷成圆锥

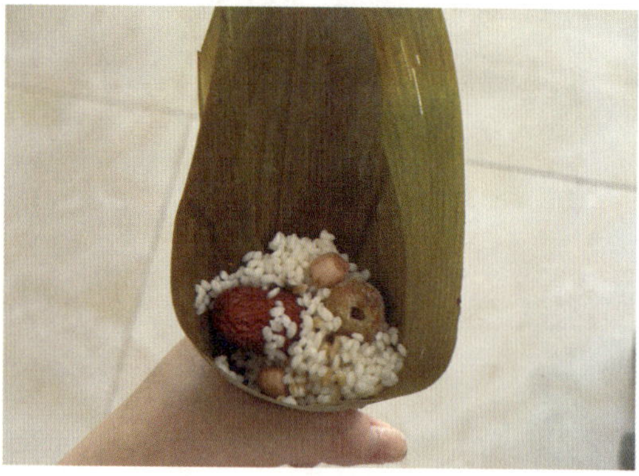

图 48　向圆锥筒中装入馅料

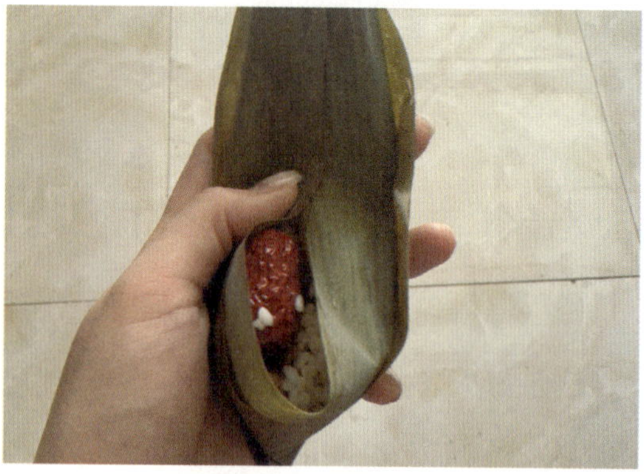

图 49　粽叶向内折

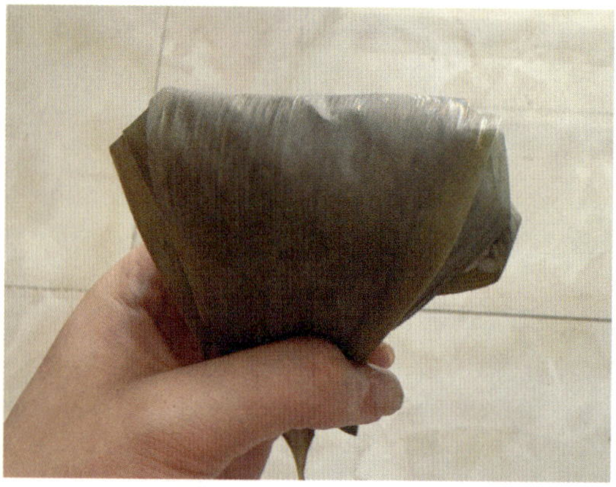

图 50　顺势将粽叶向下折盖住糯米，多余的粽叶反复折收

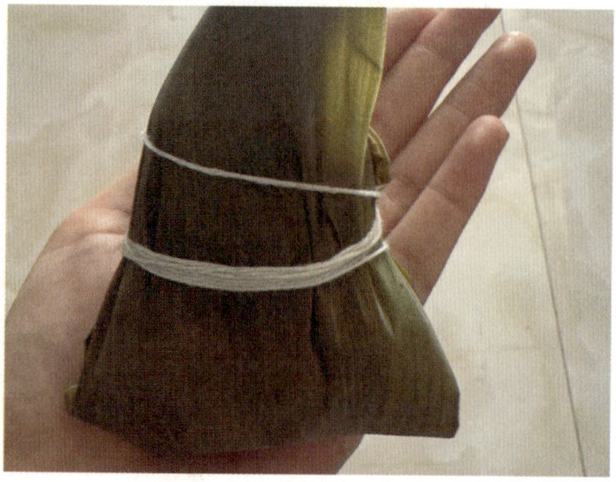

图 51　用线绳将粽子捆绑结实

4. 因传统方法煮制粽子耗时较长，故采用电压力锅煮制。在电压力锅底部铺上一层粽叶，将包好的粽子放入压力锅中，加入适量的水没过粽子 1 寸左右。盖好压力锅盖子，仔细检查确认安全阀与锅盖位置正确。打开电源，选择豆类 / 蹄筋挡进行加压煮制，总时长 50～60 分钟。安全提示：由于粽子在煮制过程中会吸水膨胀，为确保安全，锅内放置粽子总量不要超过锅体容量的 1/2，水面不得超过锅体容量的 2/3。

5. 等待压力锅压力卸去后，打开锅盖，小心取出粽子，避免烫伤。

6. 集体品尝分享，投票选出最佳粽子。注意：粽子不易消化，适量食用为宜。

任务四　制作夏日养生粥

夏日炎热，宜多食粥羹，既可健脾开胃，又可补水解暑。制作原料除了大米、小米、薏米、紫米、燕麦等粮食作物外，也可加入绿豆、红豆、莲子、核桃仁、南瓜、胡萝卜、红薯、山药、大枣、桂圆、枸杞、百合、瘦肉、冰糖、红糖等配料。

各小组自行设计并提前准备好养生粥的主、配料，查询资料以了解它们的养生功效，根据原料确定制作步骤（如豆类通常需要预先浸泡过夜），并依此完成制作（参考示例）。为节省熬制时间可以使用电压力锅，注意控制原料总量和水的比例。制作完毕集体分享、品尝交流，投票评选最佳夏日养生粥。

示例：绿豆南瓜粥

配料：绿豆 50g，大米 50g，糯米 20g，南瓜 200g。

1. 将绿豆提前用冷水浸泡 2 小时，然后用清水冲洗干净。

2. 将大米、糯米淘洗 1～2 次，与绿豆一起放入压力锅中，加少量水浸泡。

3. 将南瓜去皮去籽，切成小块，放入压力锅中，加水适量。

4. 根据口味选择煮粥挡或加热时间更长的挡位（如豆 / 蹄筋）。

5. 压力卸去后，加入适量的冰糖，搅拌均匀，直至冰糖完全融化。

6. 盛入碗中，稍微冷却后即可食用。

四、交流与反思

1. 各小组交流分享包粽子与制作夏日养生粥的经验体会与收获。

2. 集体分享自己和家人日常喜欢的夏季美食，分析一下这些美食是否具有养生功效或对健康有益。

五、劳动评价

请根据实际情况，完成下面的评价表。

评价维度	评价标准	自 评	组 评	师 评
劳动观念	喜爱传统民俗活动，有民族自豪感			
	以参与厨房劳动和日常家务为荣			
劳动能力	对端午节等传统节日有基本的了解			
	认识常见食品原料，了解厨具的使用			
	有安全常识，正确使用厨房电器			
	掌握制作粽子和养生粥的基本方法			
	制作食品的操作过程比较规范			
劳动习惯和品质	制作食品前做好规划和原料准备			
	食品制作过程中保持干净整洁			
	使用电压力锅加热前进行安全检查			
	小组成员间分工明确，配合默契			
	在规定的时间内完成制作			
	操作完毕认真清理现场			
劳动精神	勇于克服困难，不轻易放弃			
	乐于学习，互相帮助			

六、劳动拓展

拓展 1：班级举行粽子品尝大赛，从各小组制作的粽子中选择不同口味，让参赛者品尝、猜测，并写出主要馅料，最终获得分数最多的人获胜。

拓展 2：夏至日是夏季的另一个传统节日，在家里尝试制作夏至卷饼、夏至面等时令美食，与同学交流分享。

小知识11　厨房用电安全常识

1. 电器厨具要按照说明书操作使用，不得超负荷使用电器。

2. 经常检查线路是否完好，如发现老化或破旧要及时更换，防止因电线电器陈旧老化发生短路而引发火灾。

3. 不要用手触摸裸露的电线，也不要用湿手操作电器。

4. 如果发现电器设备有问题，如电线破损、插座发热等，应立即停止使用，并告知家长或老师。

5. 发现有人触电要先切断电源再施救，切勿直接用手牵拉触电者。

小知识12　常食杂粮粥有益健康

杂粮通常是指水稻、小麦、玉米、大豆和薯类五大作物以外的粮豆作物。日常生活中常见的杂粮有紫米、黑米、红米、糙米、高粱、小米、荞麦、燕麦、大麦、藜麦、糜子、黍子、薏米、籽粒苋以及芸豆、绿豆、红豆、豇豆、豌豆、蚕豆、小扁豆、黑豆、鹰嘴豆等。杂粮通常种植面积少而产量较低，但常含有较为多样的维生素、氨基酸、矿物质等丰富的营养成分。特别是与人们日常喜欢常吃的精米、精面相比，各种杂粮与低加工度的全谷物含有大量对人体肠道健康至关重要的膳食纤维，虽然口感略显粗糙,但制作成美味的杂粮粥很容易为大家所接受,可以常食。

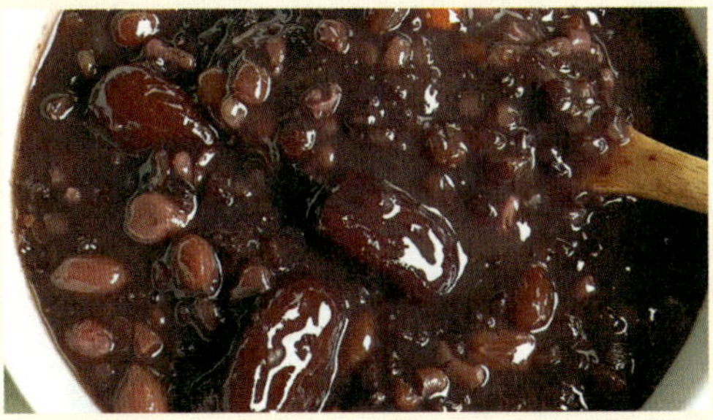

图52　杂粮粥

项目二▶夏季养生茶制作

一、劳动情境

中国是茶的故乡，也是世界茶文化的源头。穿越数千年历史，自神农尝百草至今，茶已渐渐融入我们的生活，作为居家常备与待客佳选的饮品，成了日常生活中不可或缺的一部分。入茶的原料除了常见的茶叶外，逐渐扩展至芳香的花果和有益健康的本草。

夏日炎热，不免令人心生烦躁，难以安眠，而良好的睡眠则是健康生活与安心学习的重要保障。今天，让我们一起来探究睡眠对于身体健康的重要性，尝试配制一款养心安神、助眠除烦的夏日养生茶吧！

二、劳动准备

1. 材料准备　学校统一提供常见的用于茶饮的药食两用物质，其他原料由学生自备。

2. 泡茶工具　准备养生茶制作需要的器具，如养生壶或普通茶壶、茶杯、密封袋等。

3. 场地　如劳动教育专用教室等。

三、劳动过程

任务一　探究睡眠对健康的影响

分组查阅资料，观看与睡眠相关的纪录片如CCTV9《解密睡眠》，选择一个主题探究睡眠与健康的关系，制作PPT并进行展示交流。可以参考但不限于以下主题。

1. 人为什么需要睡眠？睡眠时我们的身体在进行哪些生理活动？

2. 青少年每天需要睡多久？为什么？

3. 长期睡眠质量不好和失眠对身体有哪些危害？

4. 有哪些睡眠卫生习惯可以帮助改善睡眠质量？

5. 运动和睡眠有怎样的相关性？为什么？

6. 生活中还有哪些常用的方法可以帮助改善睡眠？

任务二　设计制作原创性夏季养生茶

1. 各小组搜集查阅资料，了解常见的夏季养生茶原料及其功效*，在此基础上设计既具有养生功效又能带给人美好感受的原创性养生茶配方，要求考虑大众人群夏季茶饮的主要需求特点，所用原料不超过 6 种，且均为食品或药食两用物质（参考小知识 5），其主要配料中至少有一种具有养心、宁心或安神的功效。此外，可以适当加入清热降燥、解暑益气、生津止渴、健脾利湿等适合夏季养生的其他本草物质以丰富茶饮的功能，也可以加入花、果、蜂蜜等原料调节色、香、味等感官性状。

为了了解原料的感官特性并确定最佳组合，可以先选取少量备选原料进行单独冲泡品尝，通过混合调配探索不同原料组合的感官效果，最终确定养生茶配方。

配方确定后为本小组的养生茶设计一个体现品牌与主要功效的商品名，如“×× 牌养心安神茶”，将养生茶配料等信息填入下表。

本组养生茶商品名：(　　　　　　　　　)；配制总量：100g

原料名称	用量（g）	主要功效

* 药食两用物质的具体功效可以查询《中华人民共和国药典》。

2. 根据以上配比，称量各种原料，混匀后分装至塑料密封袋内，共 10 袋。在袋上贴上标签，注明养生茶名称、配料等。

3. 在养生壶中加入适量的水，加热烧开（或直接在普通茶壶中加入开水），将 1 茶袋中的原料倒入壶内，稍加搅拌，静置 5～10 分钟后品尝饮用。

4. 各小组间相互分享品尝养生茶，交流感受。

5. 将本组制作的养生茶包带回家，为爸爸妈妈冲一杯养生茶，询问他们的感受。

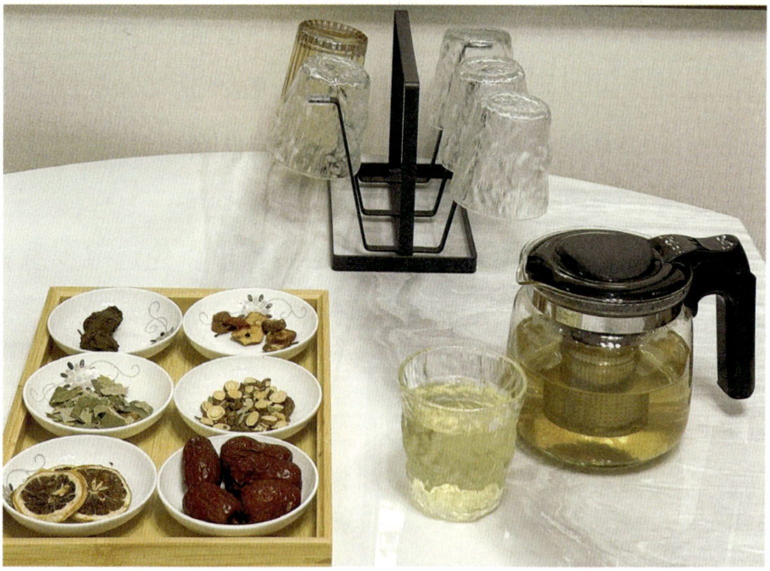

图 53　夏季养生茶示例

任务三　斟茶有礼

斟茶，就是为他人倒上茶水。这看似简单的动作，却蕴含着生活中常见的待客礼仪。若不知其然而随意为之，则难免会唐突失礼，令人尴尬。各组同学可模拟家中来客场景，分工进行角色扮演，在教师指导下，学习并演练以下常见的斟茶礼仪。

1. 清洁茶具　斟茶前要将茶杯用清水清洗干净，再用开水烫过一遍，以保证卫生，也可以使用一次性纸杯，但最好配上茶托，以免烫手。

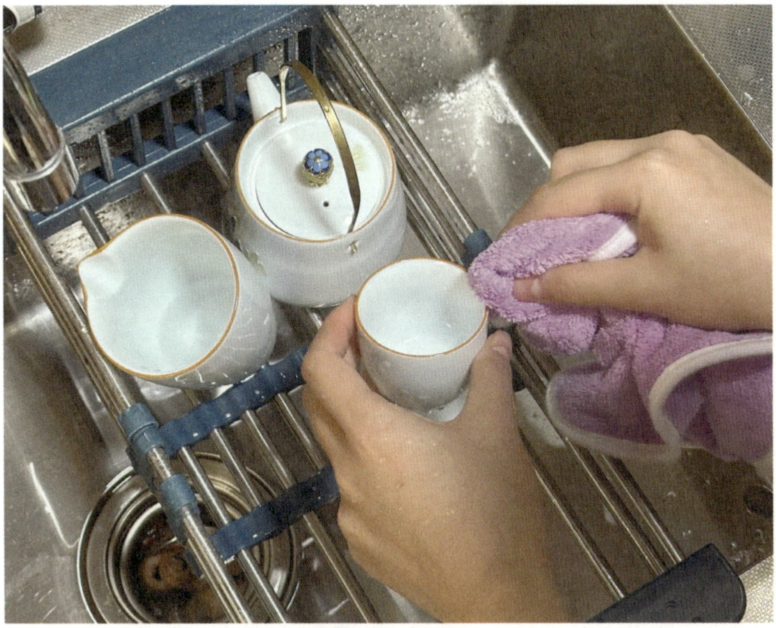

图 54 清洁茶具

2. 稳定持壶　用茶壶斟茶时，最好一手握壶把，一手扶壶盖，以保证茶水稳定准确地流入茶杯，也避免倾斜茶壶时壶盖意外掉落。较小的茶壶亦可单手持壶，以食指压住壶盖。无论怎样持壶，均不可以壶嘴对客。

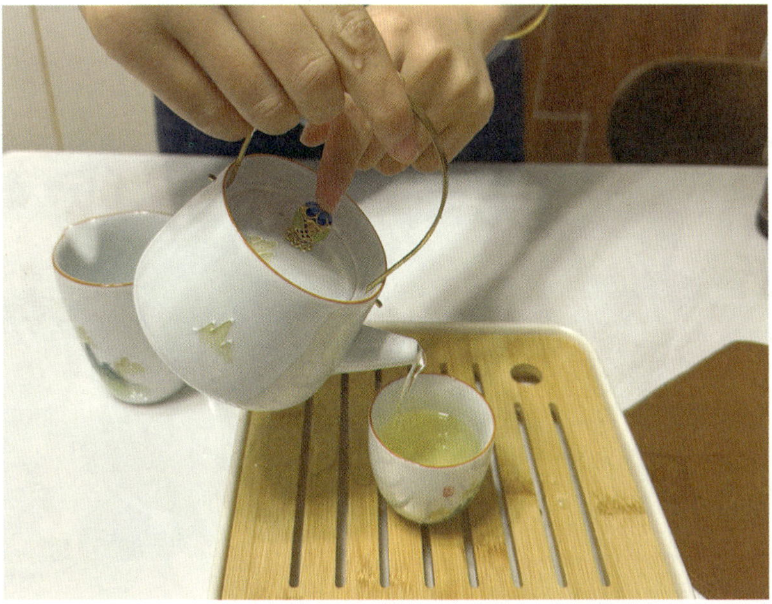

图 55 稳定持壶

3. 斟茶勿满　俗话说："茶满欺客。"斟茶时，只斟七八分即可，不可过满，否则会使客人心生不悦。茶是热的，茶满容易溢出，接茶和饮用时都容易烫到，给客人造成不便和难堪。斟茶时留出一定空间，方便客人先闻其香，再品其味。

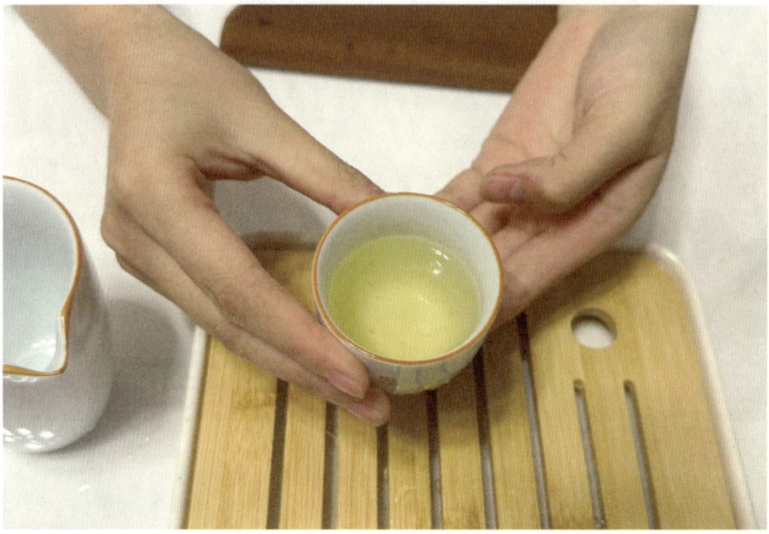

图 56　斟茶勿满

4. 斟茶有序　斟茶的顺序应该遵循先长后幼、先客后主、先尊后卑、先女后男的基本顺序。

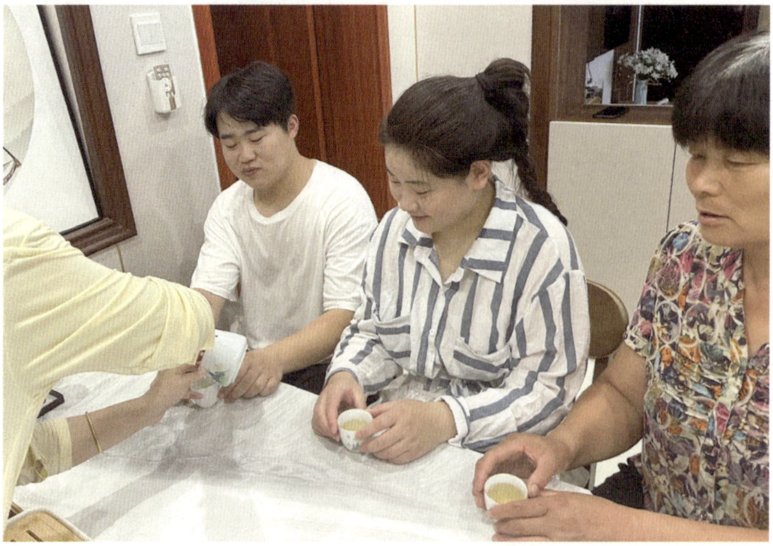

图 57　斟茶有序

5. 双手奉茶　端茶给客人要用双手，且要避免手指碰到杯沿。对有杯耳的茶杯，一般是用一只手抓住杯耳，另一只手托住杯底。

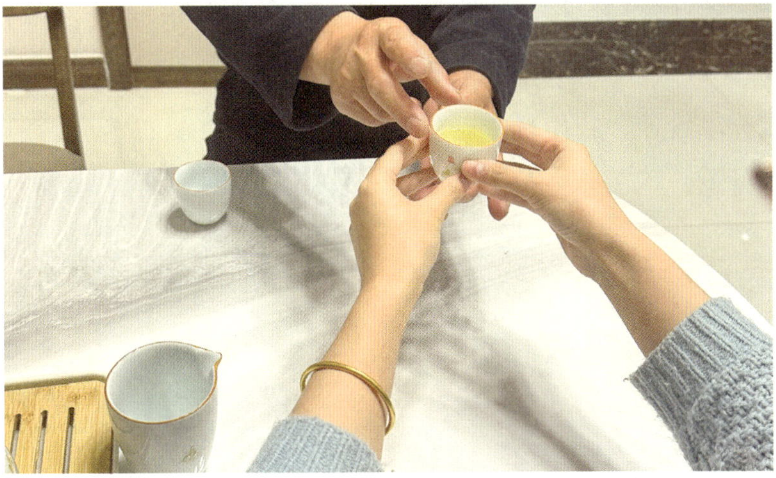

图 58　双手奉茶

6. 续茶观杯　注意客人喝茶节奏，空杯要及时续茶。如客人杯中茶汤已冷，需要帮客人倒掉，重新倒上热茶。

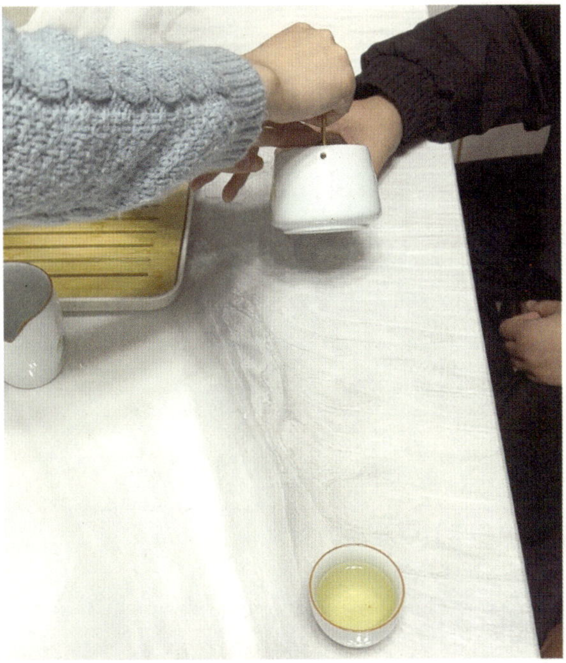

图 59　续茶观杯

四、交流与反思

1. 各小组展示介绍本组养生茶的名称、主要原料和功效；小组间相互品尝养生茶，集体投票评出最佳原创养生茶（评分占比：名称 10%，颜色 10%，香气 20%，口感 30%，功效 30%）。

2. 交流分享设计、制作夏季养生茶的收获及体会。

3. 反思讨论一下，养生茶适合所有人群吗？能够长期喝吗？

五、劳动评价

请根据实际情况，完成下面的评价表。

评级维度	评价标准	自　评	组　评	师　评
劳动观念	对夏季养心与健康睡眠的理念有基本的理解和认识			
	乐于学习和尝试应用养生知识与方法			
劳动能力	了解夏季茶饮的常见药食原料及其基本功效			
	具备较为明确的养生茶设计思路			
	在养生茶设计、试验、配制过程中积极创新			
	选料得当，称量基本准确			
	基本掌握斟茶礼仪			
劳动习惯和品质	勤于思考，主动学习养生知识，认真进行理论探究			
	认真学习斟茶礼仪，细心制作养生茶，注重整洁卫生			
	尊重他人，沟通顺畅，互帮互助			
	操作电器、加热器具、斟茶时体现出安全意识			
劳动精神	勤学肯干，团结协作			
	不怕困难，勇于创新			

六、劳动拓展

拓展1:回家了解一下父母长辈是否有睡眠问题,他们是如何处理应对的?

拓展2:自觉排查一下自己的睡眠卫生习惯,努力保证充分优质的睡眠。

小知识13　中小学生睡眠健康

2021年,教育部在《关于进一步加强中小学生睡眠管理工作的通知》中明确指出:“睡眠是机体复原整合和巩固记忆的重要环节,对促进中小学生大脑发育、骨骼生长、视力保护、身心健康和提高学习能力与效率至关重要。……根据不同年龄段学生身心发展特点,小学生每天睡眠时间应达到10小时,初中生应达到9小时,高中生应达到8小时。……小学生就寝时间一般不晚于21:20;初中生一般不晚于22:00;高中生一般不晚于23:00。”

小知识14　具有养心、宁心、安神功效的药食两用物质

龙眼肉:补益心脾,养血安神。

百　合:养阴润肺,清心安神。

灵　芝:补气安神,止咳平喘。

酸枣仁:补肝宁心,敛汗生津。

柏子仁:养心安神,止汗润肠。

人　参:大补元气,补脾益肺,生津安神。

茯　苓:利水渗湿,健脾宁心。

大　枣:补中益气,养血安神。

莲　子:补脾止泻,益肾涩精,养心安神。

项目三▶植物拓染制作

一、劳动情境

大自然是最伟大的艺术家，我们身边的花草树木都是它精雕细琢的作品，而植物拓染则是人类复刻自然的一种传统手工艺术，通过巧妙的构思与简单的敲拓，就可以将自然的美妙与转瞬即逝的时光保存下来。植物拓染作品是一种充满魅力和生命力的艺术作品，不仅可以让人们感受到植物的美丽，也能展示出创作者的别具匠心。让我们走进自然，采撷花草，动手制作一份充满个性的拓染作品，感受自然之美吧！

二、劳动准备

1. 采集工具　如剪刀、塑料采集袋等。

2. 拓染工具及原料　如拓染锤、棉方巾、减震护垫、透明胶带、镊子、1%明矾水、水盆等。

3. 场地　如劳动教育专用教室等。

三、劳动过程

任务一　采集植物材料

1. 集体外出，在校园、温室、百草园或校园周边路边采集植物的幼茎、叶、花等新鲜植物器官。选择颜色鲜亮、质地薄软、汁液较丰富的植物材料，用剪刀剪取需要的部分，避免过度伤害植株，置于塑料采集袋内保持水分。避免采集厚硬、蜡质或干枯的材料。

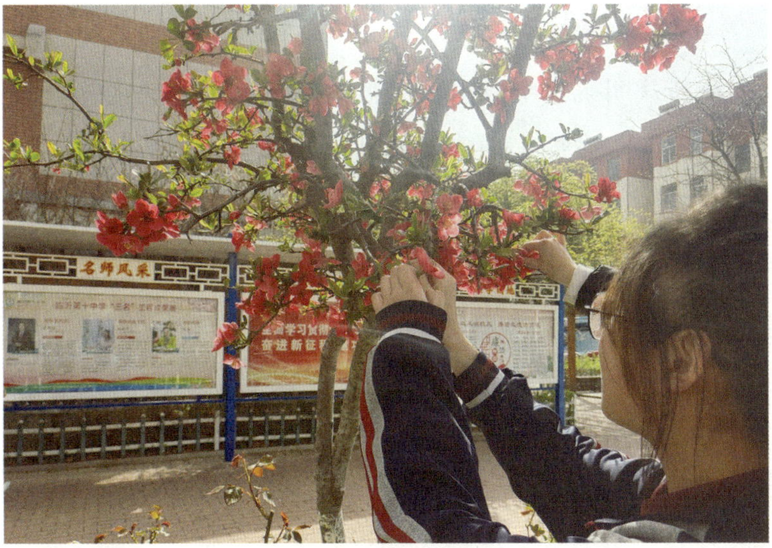

图 60　采集植物材料

2. 将采集的植物材料放置于 1% 的明矾水（媒染液）中浸泡 30 分钟。

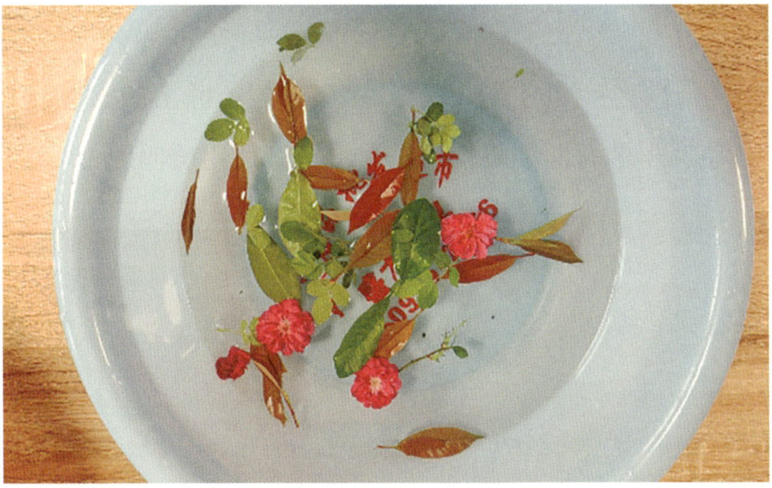

图 61　用明矾水浸泡植物

任务二　猜一猜、说一说

随机选取采集的叶子或花，请同学竞猜一下植物的名字，并且说一说生长在什么地方，答对的同学给予奖励。大家都猜不到的或不确定的可以请辅导老师帮助查询。

任务三　设计、制作拓染

1. 将植物材料从明矾水中取出，用纸巾擦干植物上的水分。

2. 在桌面上放好防震垫，平整铺好帆布袋。

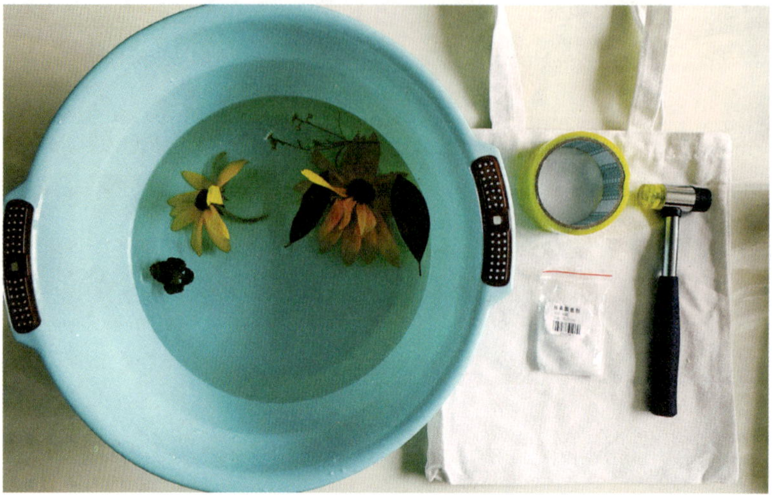

图 62　准备材料

3. 根据植物材料做一下设计构思，然后将花、叶、幼茎等材料在帆布袋上排好，一般将叶子的背面朝下摆放。材料排好后用透明胶带粘贴固定。

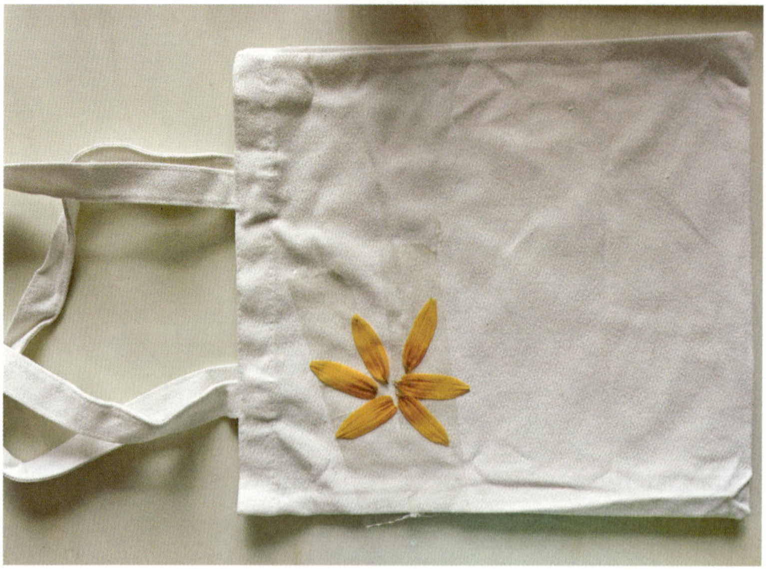

图 63　设计构思

4. 使用拓染锤稍微用力捶打，使植物汁液与脉纹转印至帆布袋上，直至植物材料与帆布袋黏合在一起。

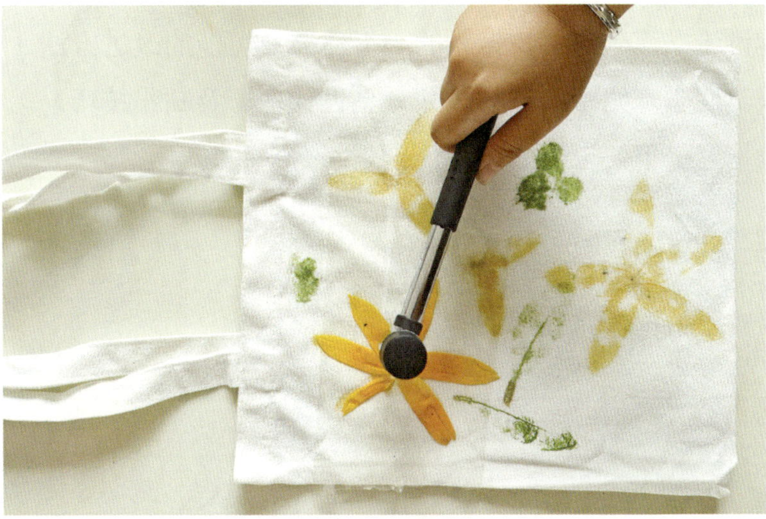

图 64　捶打植物

5. 小心揭开透明胶带，再用镊子小心移去植物，避免污损拓染图案。

6. 用软笔在空白处写上名字，也可以写上本人喜爱的诗句进行装饰。挂在通风处晾干。

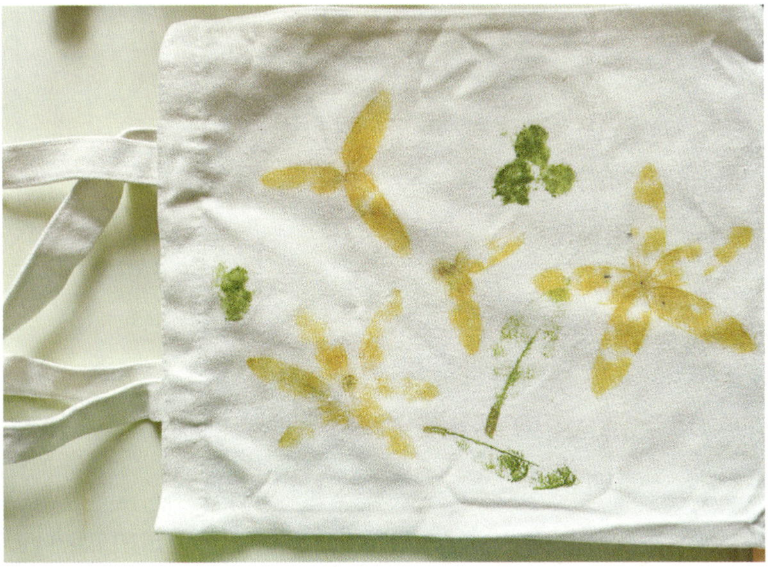

图 65　装饰晾干

7. 集体展示制作完成的拓染作品，投票评选最美拓染一、二、三等奖。

四、交流与反思

1. 集体讨论交流制作植物拓染的心得体会及可能的改进方法。
2. 请获奖同学介绍本人作品，并分享设计理念及制作技巧。
3. 思考探究一下，植物的斑斓色彩是怎么来的？

五、劳动评价

请根据实际情况，完成下面的评价表。

评价维度	评价标准	自 评	组 评	师 评
劳动观念	热爱自然与手工制作			
	懂得劳动创造美			
劳动能力	提前了解拓染相关知识			
	采集植物材料合乎要求			
	拓染前有明确的构思			
	拓染操作正确规范			
劳动习惯和品质	拓染结束及时整理桌面、打扫卫生			
	爱护环境，不随意浪费、损毁植物			
	拓染操作仔细认真，注重细节			
劳动精神	积极探索，不怕困难			
	乐于学习，相互帮助			

六、劳动拓展

拓展 1：运用学到的拓染方法创作有特色的文创制品，如书签、扇子、挎包等。

拓展 2：进一步尝试其他更复杂的植物染色制作，如植物热转印。

项目四▶中医体验：推拿、刮痧、拔罐

一、劳动情境

推拿、刮痧、拔罐是常见的中医外治方法，有疏通经络、活血化瘀、祛风散寒等功效。由于操作较为简单易学，也成为人们日常生活中常用的保健、理疗方法，特别是缓解一些常见的疲劳、疼痛等身体不适时应用广泛。

每当看到辛苦工作一天的爸爸妈妈回到家中，一脸疲惫，时不时捶捶肩、捏捏腰，同学们是不是也想帮父母按摩一下，缓解他们一天的疲惫，让父母展露笑颜呢？让我们走进中医馆，学一点中医理疗方法，帮助自己的家人吧！

二、劳动准备

1. 中医技能练习器具　准备推拿、刮痧、拔罐的相关工具，如免水洗手消毒凝胶、刮痧板、刮痧介质、真空拔罐器、罐具等。

2. 搜集资料　查阅资料，并观看中医传统技能操作演示视频。

3. 场地　如校内中医馆、中医院等。

三、劳动过程

任务一　了解推拿、刮痧、拔罐的基本知识与操作方法

通过课前查阅资料、观看中医传统技能操作演示视频，初步了解按摩、刮痧、拔罐的基本知识与操作方法。

推拿：亦称按摩、按跷，是用手在人体上按经络、穴位进行推、拿、按、摩、揉、捏等多种手法的物理治疗方法，以达到疏通经络、推行气血、扶伤止痛、祛邪扶正、调和阴阳之目的。

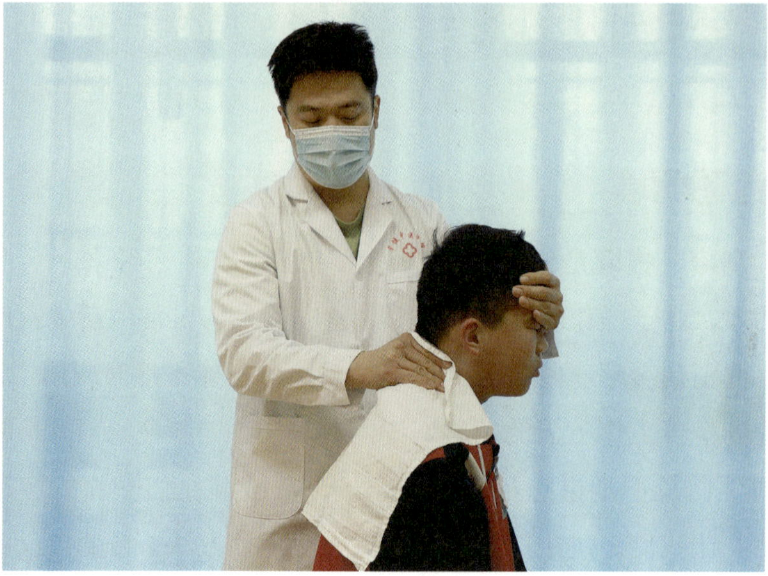

图 66　推拿

刮痧：通过特制的刮痧器具（牛角、玉石、木质刮痧板等）、介质和相应的手法，在皮肤相关部位进行反复刮拭，使皮肤局部出现红色、暗红色皮下出血凝结点等“出痧”变化，以达到疏通经络、活血化瘀、扶正祛邪之目的。

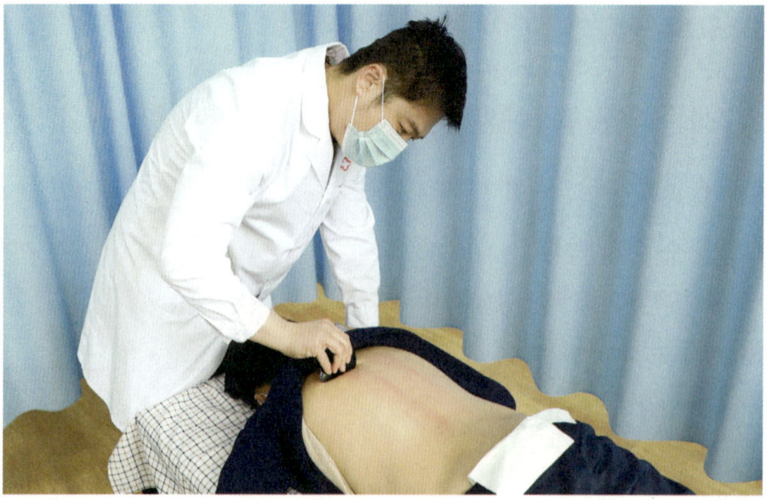

图 67　刮痧

拔罐：以罐为工具，利用燃火、抽气等方法产生负压，使之吸附于体表，造成局部皮肤充血甚至瘀血，以达到通经活络、行气活血、消肿止痛、祛风散寒等目的。常见的拔罐方法有闪罐法、走罐法、留罐法等。

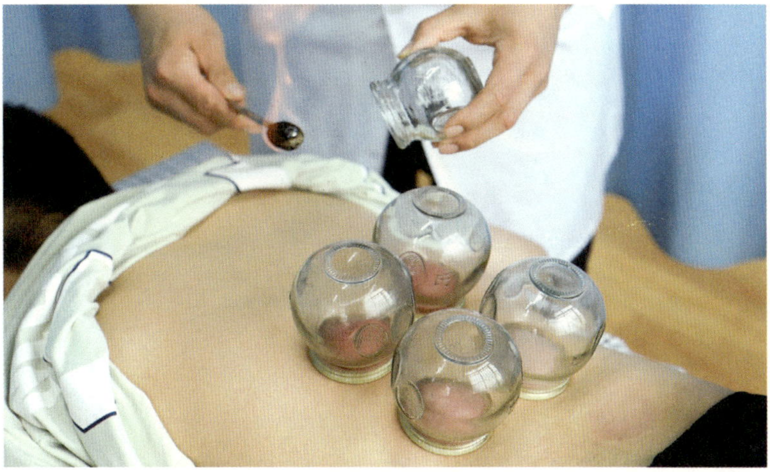

图 68　拔罐

任务二　学习体验常见的推拿手法

1. 聆听专业中医师介绍推拿、刮痧、拔罐的基本方法及日常保健应用。

2. 在医师示范指导下，学习常见的推拿手法。

推法：用指、掌或肘着力于人体一定部位或穴位，做单方向的直线推动。

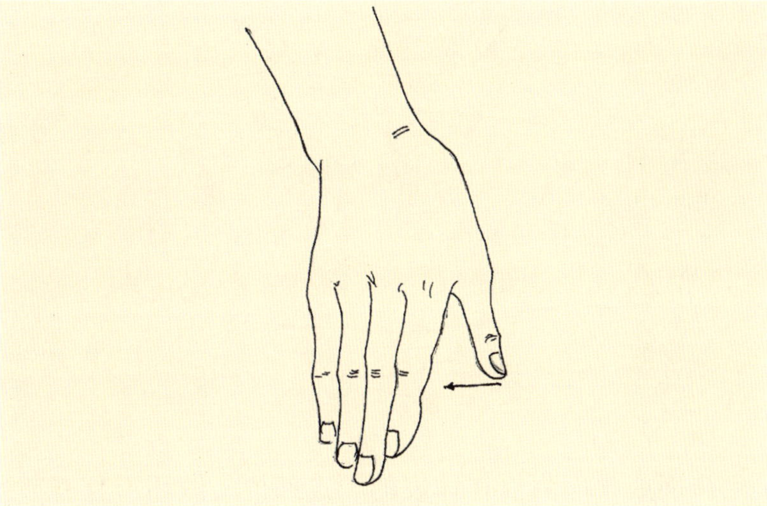

图 69　推法

拿法：以拇指与其余指相对，在某一部位或穴位逐渐用力内收，做节律性的提捏动作。

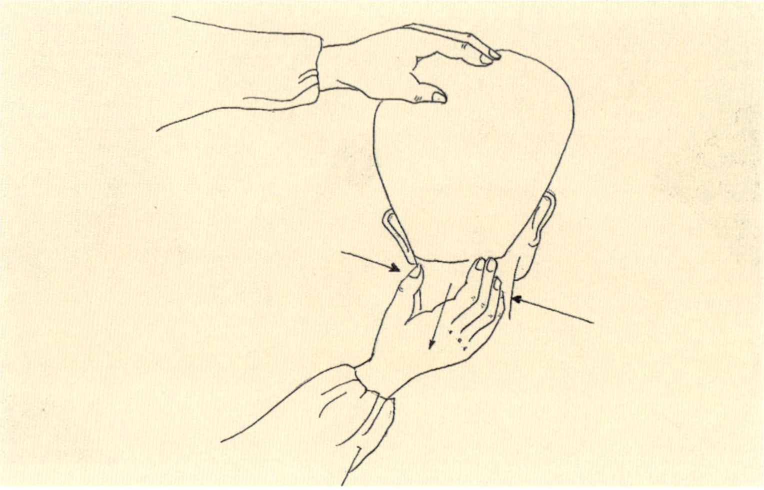

图70　拿法

按法：用手指或手掌着力在体表某一部位或穴位上，逐渐用力下压。

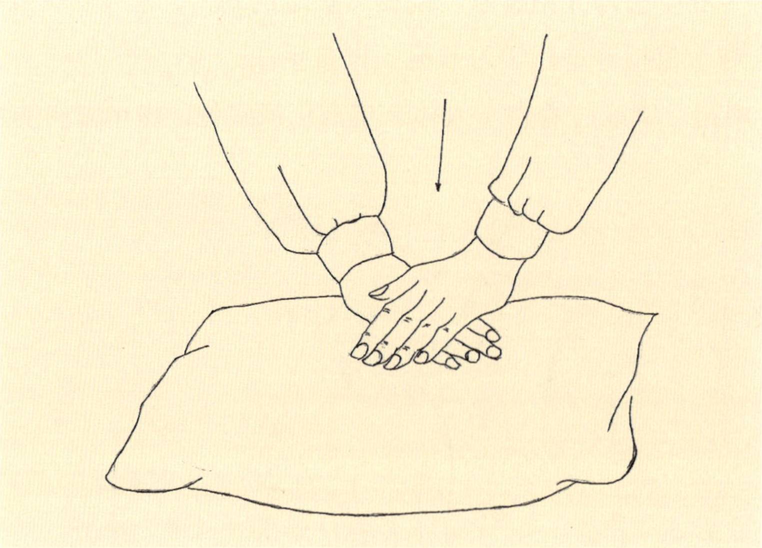

图71　按法

摩法：用指面或掌面附着在体表的一定部位，做环形且有节律的抚摩而不带动皮下组织。

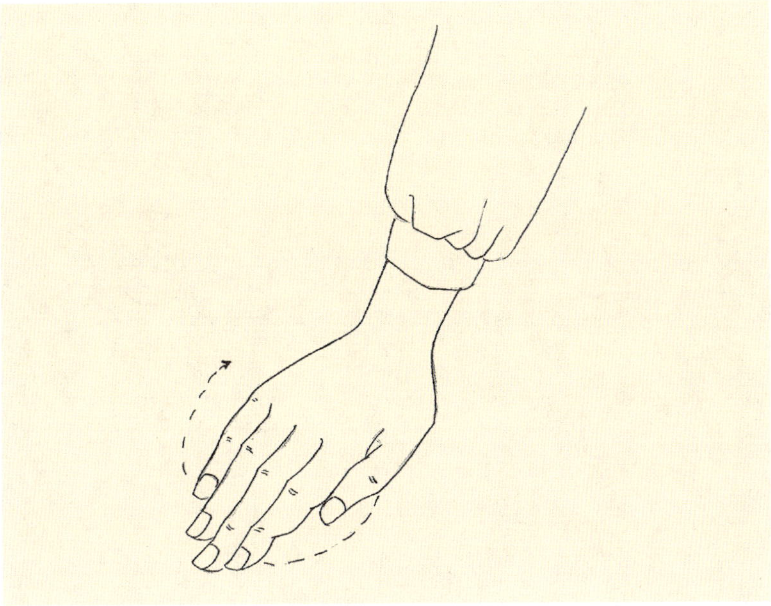

图 72　摩法

揉法：用指、掌或大鱼际着力于体表的一定部位或穴位，做环旋揉动，带动深层组织。

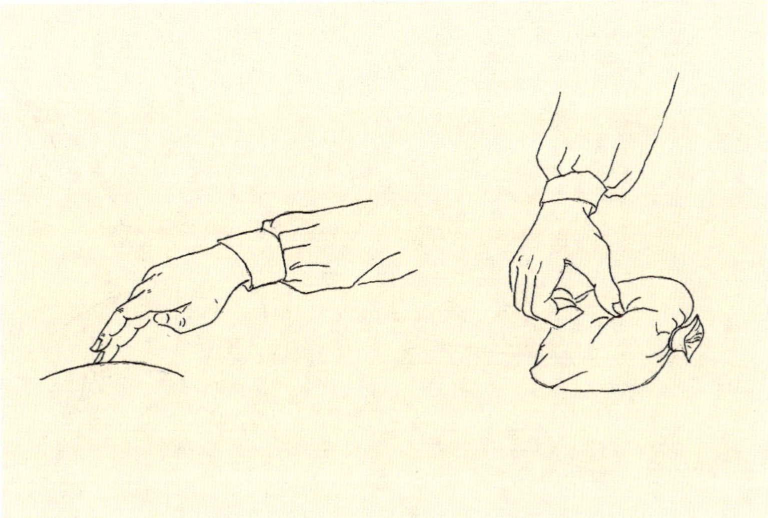

图 73　揉法

㨰法：手握空拳，以指间关节突起部着力附着在体表一定部位上，腕部放松作均匀的前后往返摆动，使拳作来回滚动状。

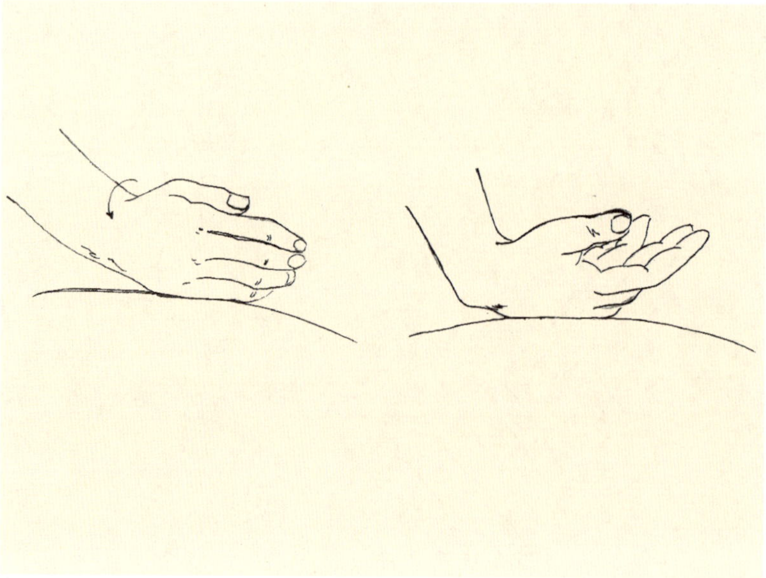

图 74　擦法

擦法：用手掌紧贴皮肤，稍用力下压并作上下或左右直线往返摩擦。

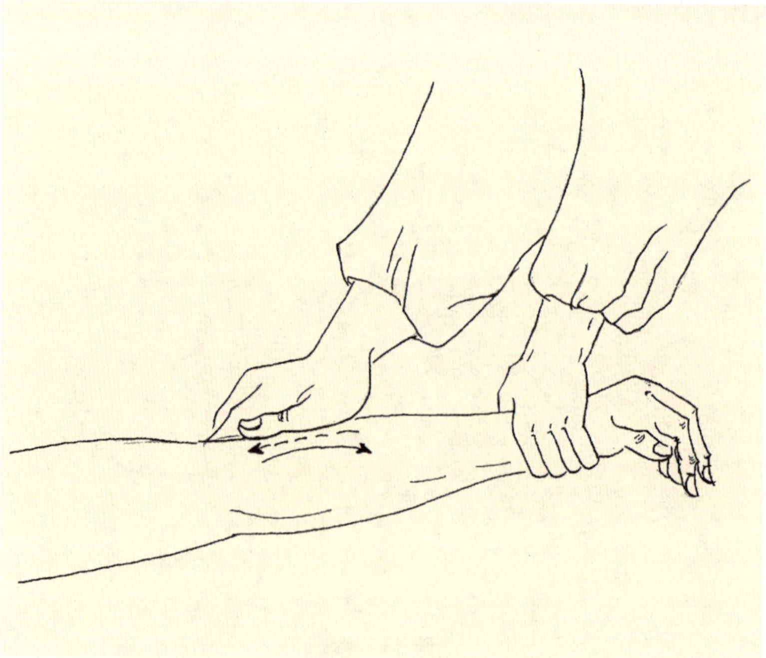

图 75　擦法

点法：以指端着力，持续按压穴位，也可瞬间用力。

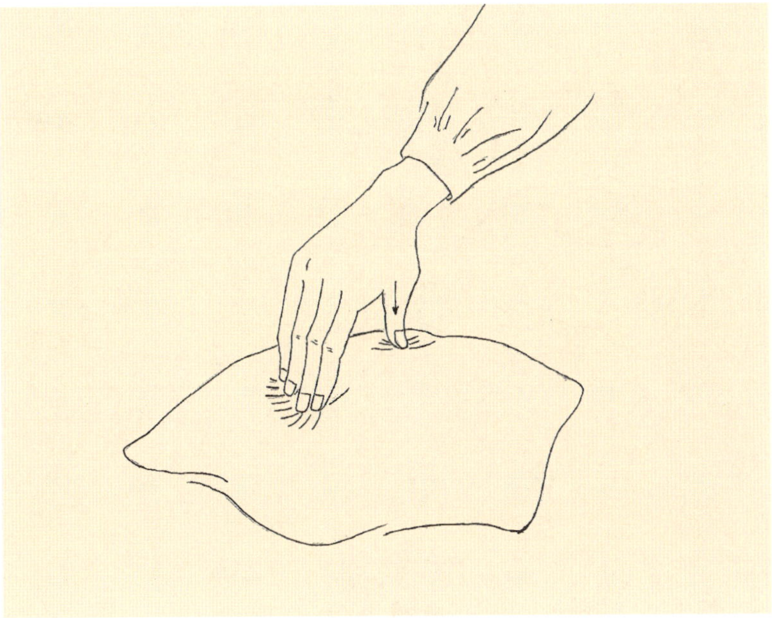

图 76　点法

拨法：以拇指深按于治疗部位，进行单向或往返的拨动。

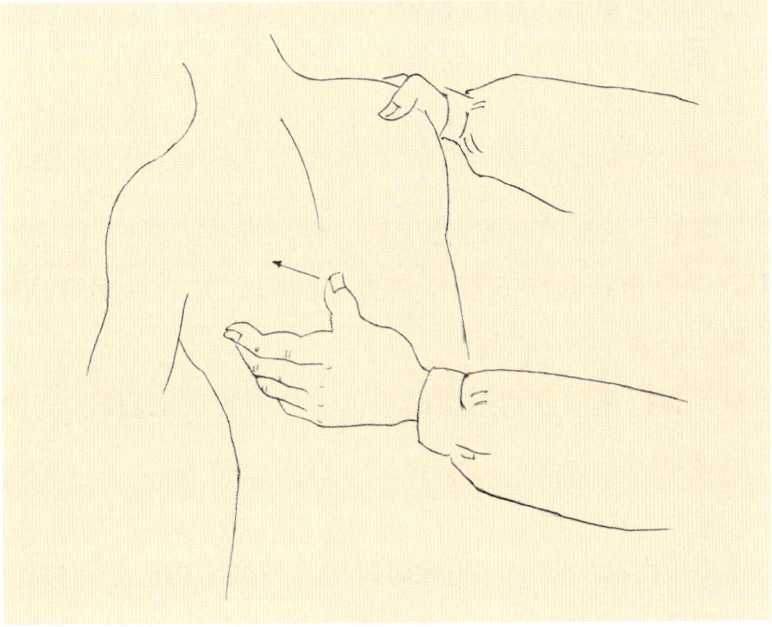

图 77　拨法

击法：以手掌或拳击打、拍击特定部位。

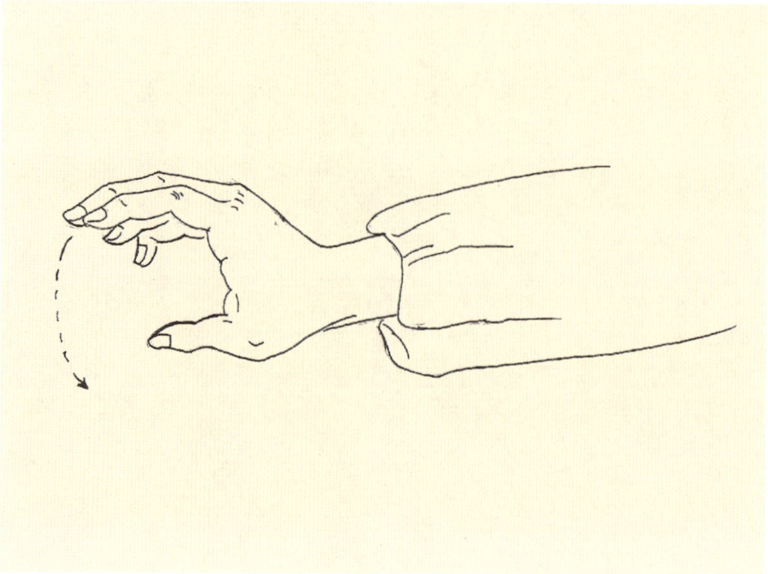

图 78　击法

3. 学习缓解肩颈疼痛、腰背酸痛的推拿方法。在专业中医师的示范指导下，学习简单的缓解肩颈疼痛、腰背酸痛的推拿手法。同学可以两人一组，相互推拿练习。注意安全操作，不可突然、过度用力。

缓解肩颈疼痛手法

（1）用双手指腹或掌根揉捏肩部肌肉，从颈部开始，逐渐向肩部外侧推进，重点按摩僵硬或疼痛的部位。

（2）用手掌沿着颈椎的两侧，由下向上轻轻推动，逐渐延伸至肩膀和背部。

（3）用双手拇指指腹分别揉按两肩上的肩井穴，以感觉到酸胀感为最佳。一般一压一松为 1 次，共做 50 次。

（4）用双手拇指指腹分别按揉两肩关节后下方的肩贞穴，以局部感到酸胀感为宜，共做 50 次。

缓解腰背酸痛手法

（1）将掌根放在命门穴上，先顺时针进行按揉，再逆时针按揉。

（2）双手握拳，用突起的指关节按压在肾俞穴上，先按顺时针方向用力按揉，再按逆时针方向重复。

（3）患者俯卧，操作者用食指或者拇指于腰阳关穴处行指拨法，缓缓拔按 2 分钟。

（4）将五指并拢，手稍微拱起来，形成虚掌拍打气海俞（或用手背轻轻拍打），先轻微用力，再慢慢加强，拍至局部微热为佳。

（5）用双手拇指按压两腿膝后委中穴，按压时控制合适的力度，一般以稍微感到疼痛为佳，共按压 50 次。

任务三　学习体验简单的刮痧、拔罐方法

在专业中医师的示范指导下，同学两人一组，练习刮痧与拔罐的基本操作方法。注意，因同学均为健康人群，并非患者，故刮痧与拔罐均只能简单体验，不能按实际力度和时长在皮肤上操作，避免受伤。

刮痧体验可以按标准操作方法在皮肤上轻轻刮拭，但不可用力，亦不可长时间刮拭，以不出痧为度。拔罐体验只能选择真空抽气式拔罐，不可使用火罐，避免烧伤、烫伤。拔罐体验可以尝试留罐数秒后立即取下的闪罐法，不可使用走罐法或长时间留罐，以不留瘀血罐印为度。

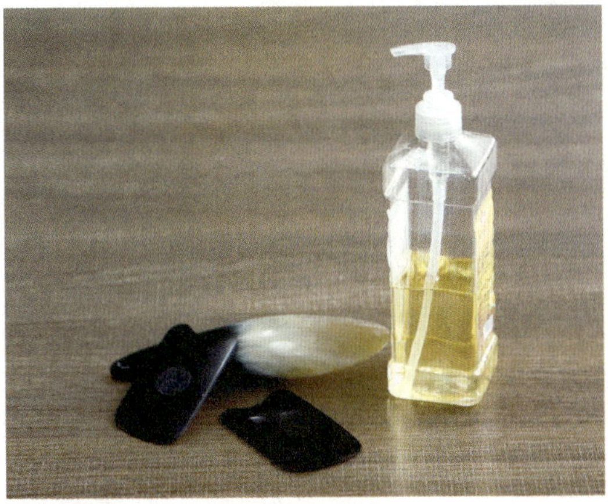

图 79　刮痧工具

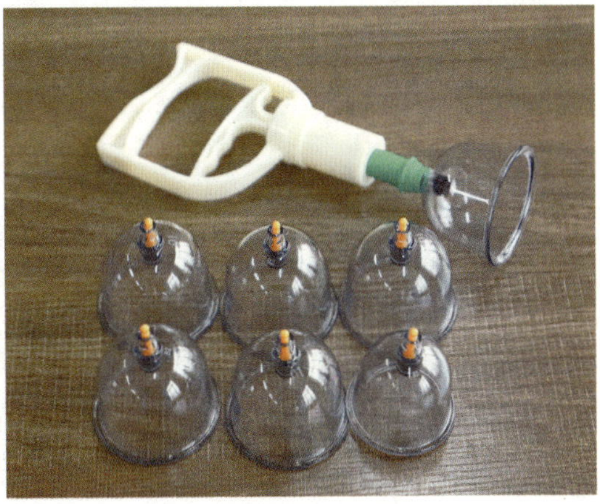

图 80　抽气式拔罐用具

四、交流与反思

1. 分享交流学习推拿、刮痧、拔罐的收获与体会。
2. 说一说体验推拿后的身体感受，谈谈自己和医师的手法有哪些差距。
3. 讨论一下刮痧和拔罐在原理上有哪些共同之处。

五、劳动评价

请根据实际情况，完成下面的评价表。

评级维度	评价标准	自　评	组　评	师　评
劳动观念	对中医疗法及中医药文化感兴趣			
	乐于学习体验传统中医疗法			
劳动能力	通过自学基本了解推拿、刮痧、拔罐的相关知识			
	掌握不少于 3 种的常见推拿手法和刮痧、拔罐的基本方法，操作较为规范			
	掌握至少 1 种缓解肩颈疼痛、腰背酸痛的推拿方法			
劳动习惯和品质	能按要求提前预习和观看视频			
	认真聆听讲解，细心观察示范动作			
	认真学习、耐心练习推拿、刮痧和拔罐的操作手法			
	同学间相互学习、密切配合、共同进步			
劳动精神	勤学肯练，精益求精			
	不畏挑战，知难而进			

六、劳动拓展

回家后用自己学到的推拿方法给爸爸妈妈按摩一下肩颈和腰背，并询问他们的感受。

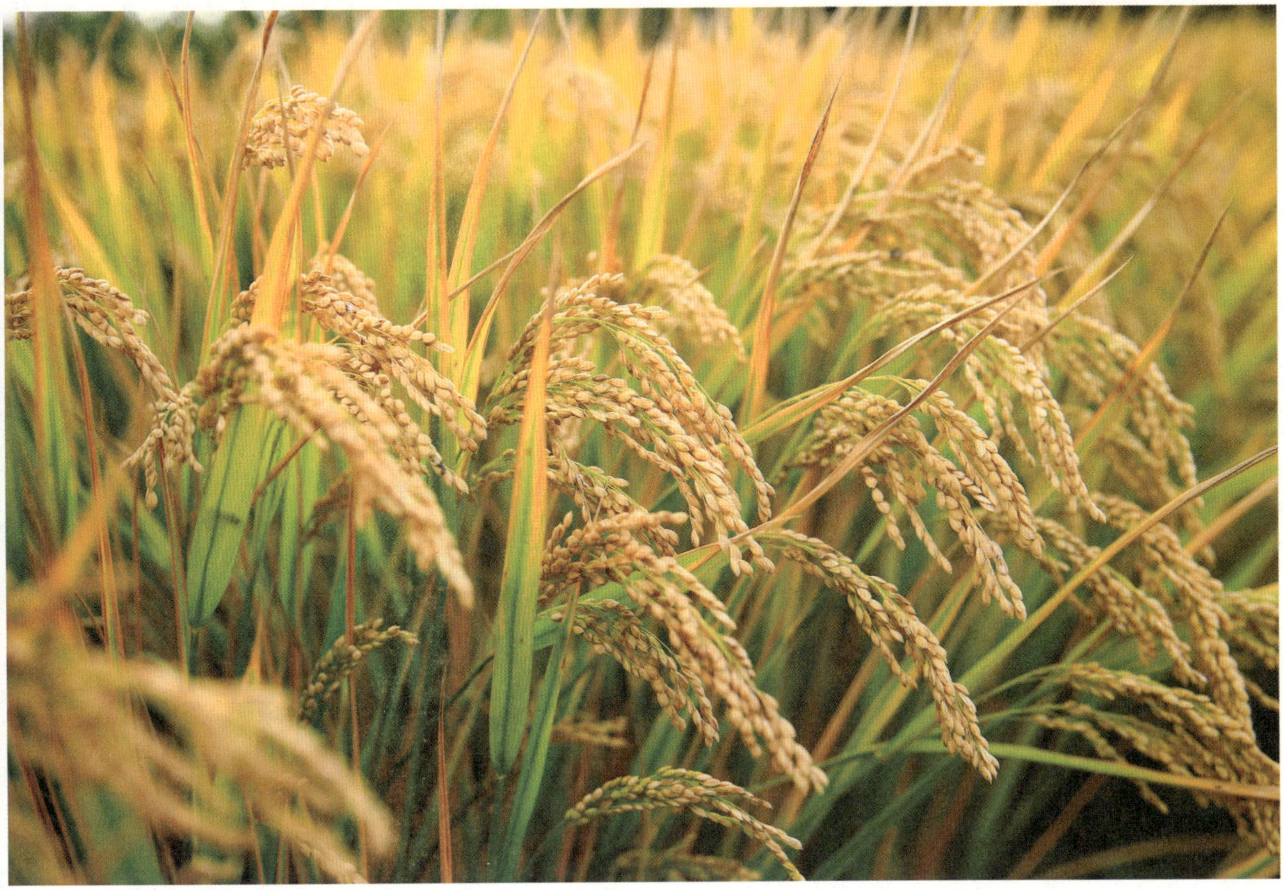

第 4 单元　秋收五谷

金秋时节，大自然馈赠的礼物悄然而至。春天种下的希望，夏季播撒的汗水都在这一刻化作累累硕果挂满枝头，秋风过处，五谷飘香。在这个收获满满的季节里，我们迎来了本草生活的秋季篇章。凉爽的秋风抚平了夏季的燥热，也传递着大自然阳收阴长、季节更替的消息，提醒我们要适时调适身心，以应节令。

在这个季节里，我们要顺应秋气收敛之势，以安宁平和的心态面对每一天的生活和挑战，适当进补以保证充分的营养。我们将遵循食物多样、收敛养肺的养生理念，一起制作营养丰富的杂粮煎饼与渣豆腐，以品五谷五菜之味；调配养阴润肺的秋梨膏与秋季养生茶，以平秋燥痰咳之气；走入养老院，为爷爷奶奶带去养生知识、养生操、养生茶与一片爱心；我们也将走进劳动教室，制作奇妙有趣的本草扎染；再入中医馆，探索中医经络与针刺的古老秘密。

秋高气爽，遍地金黄。让我们一起走进秋日斑斓的色彩，在享受人间烟火的同时，收获健康的身体和愉悦的心情。愿每一位同学都能在这大好时节，呵护身心，享受健康与快乐！

项目一▶制作五谷煎饼与渣豆腐

一、劳动情境

秋天是五谷收获的季节，也是品尝新粮、补益营养的季节，而保证食物的多样性正是饮食养生的关键。《黄帝内经》云："五谷为养，五果为助，五畜为益，五菜为充，气味合而服之，以补精益气。"可见，古人早已知道饮食多样化对于健康的重要性。

杂粮煎饼与渣豆腐是流行于沂蒙山地区的特色主食与小吃，二者搭配食用堪称美味，同时充分体现了五谷五菜、营养丰富的突出特点。今天，让我们一起来学习制作健康美味的五谷煎饼和渣豆腐吧！

二、劳动准备

1. 煎饼食材　制作煎饼所需的高筋小麦粉、全麦粉、黄豆粉、绿豆粉、玉米粉、高粱粉、小米粉、荞麦粉、黑麦粉、燕麦粉等食材原料由学校统一提供。

2. 渣豆腐食材　制作渣豆腐的食材由各组学生自备，如浸泡过夜的黄豆（约 200g）、花生（约 30g）及多种蔬菜（约 1000g）包括小白菜、韭菜、萝卜缨、地瓜秧、芹菜叶、芥菜缨等；大葱、香菜、辣酱等。油、盐、调味料等其他配料由学校统一提供。

3. 烹煮工具　制作煎饼所需的鏊子、油擦、刮板、铲刀等工具；榨汁机、锅具、厨房秤、刀、铲等厨具。

4. 场地　如食育教室或劳动教室。

三、劳动过程

任务一　调研五谷煎饼配方

杂粮煎饼的配料与制作方法非常多样，各小组可以自行查阅资料或请教家人，调研确定本组五谷煎饼的配方，要求选用配料不少于 5 种食材原料。

亦可参考以下配方进行配制。

示例：硬脆型煎饼配料

高筋面粉 1000g、黄豆粉 125g、杂粮粉 125g（杂粮种类、配比自定）；水 1300g、酵母粉 5g；其他配料（可以不加）：花生粉 25g、芝麻粉 25g、盐 10g、鸡精 10g、白糖 10g、十三香 5g。

本组煎饼配料：____

____

____

任务二　制作五谷煎饼

以下操作步骤仅供参考，各小组可自行查阅调研，确定制作方法。

1. 调制面糊　将煎饼粉配料称重后置于盆中混合均匀，分次加入水沿同一个方向进行搅拌，至均匀黏稠无颗粒状态，盖上盆盖或保鲜膜，静置 30 分钟，使面糊表面处于光滑富有弹性的半流质状态。

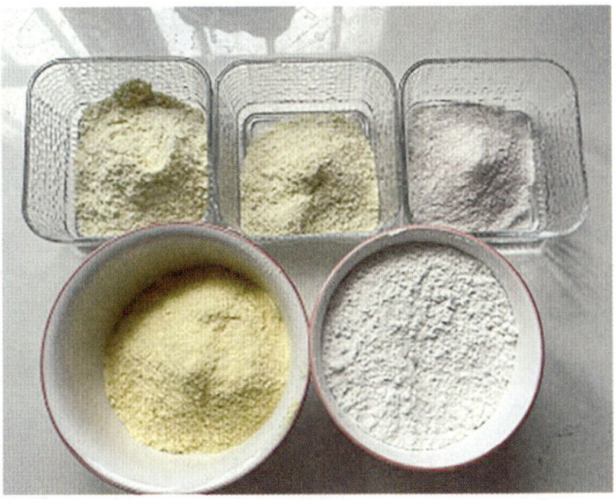

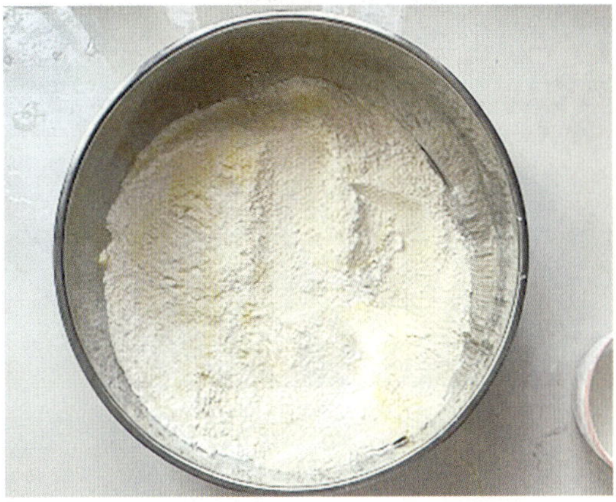

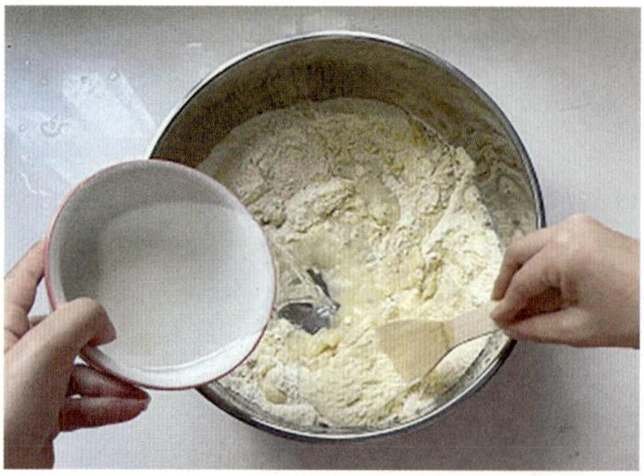

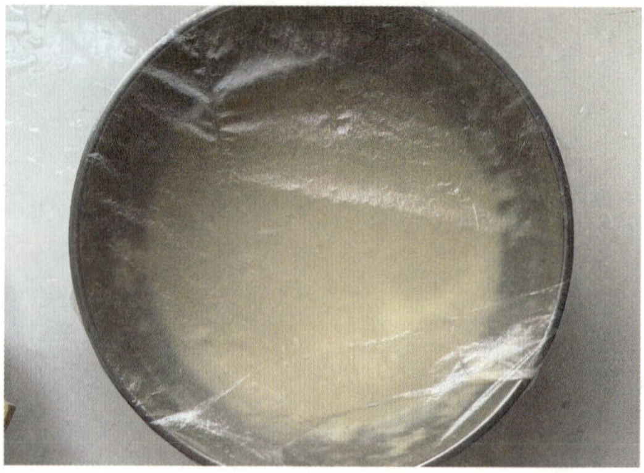

图 81　调制面糊

2. 预热鏊子　用中火加热煎饼鏊子，鏊子烫了之后，用勺子取少量面糊划过鏊子表面，如果立即凝固说明过热，减小火候降温。较为合适的操作温度是滴上 1～2 秒开始凝固。

3. 摊制煎饼　用油擦蘸少量食用油将鏊子表面擦一遍。用勺子舀取适量面糊于鏊子上，快速用刮板刮开，边刮边转动，至面糊完全均匀覆盖鏊子。如果面糊过多，可将剩余面糊快速刮入盆内。待面糊表面变干，即可用铲刀铲起边缘并慢慢向中心移动，直至煎饼完全脱离鏊子、熟透。将煎饼整张取出，或用铲刀辅助折叠后取出摆放。

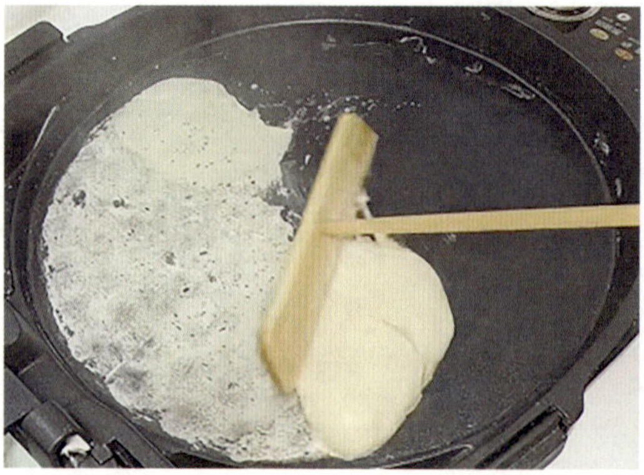

图 82　摊制煎饼

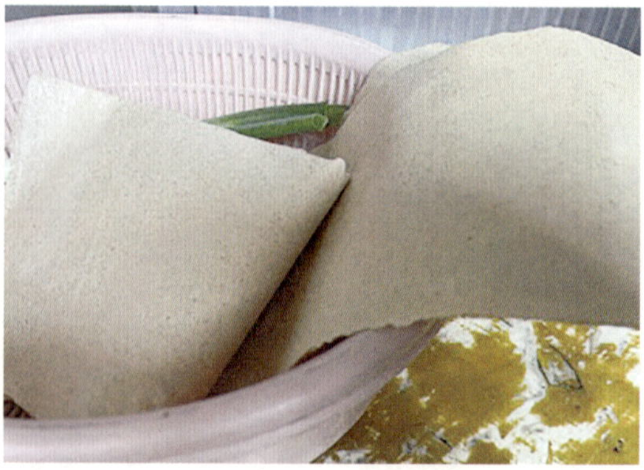

图 83　煎饼成品

任务三　制作渣豆腐

以下操作步骤仅供参考，各小组可自行查阅调研，确定制作方法。

1. 处理蔬菜　将备好的1000g蔬菜洗净，置于沸水中焯一下捞出，放入冷水盆中，用手捞出，挤去水分，切成碎末备用。

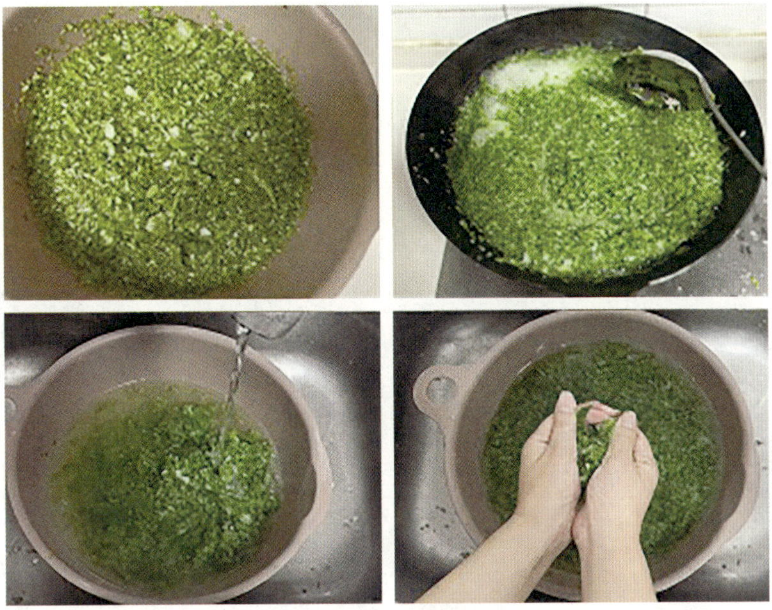

图84　处理蔬菜

2. 打制豆浆　将泡好的200g黄豆、30g花生、500～800ml水置于榨汁机内搅拌打碎。

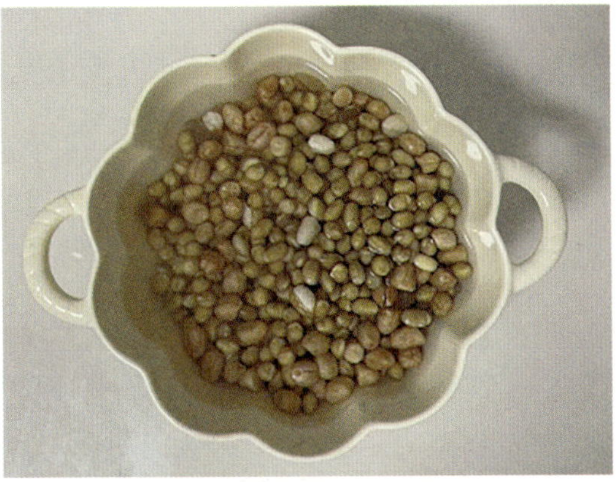

图85　浸泡黄豆、花生

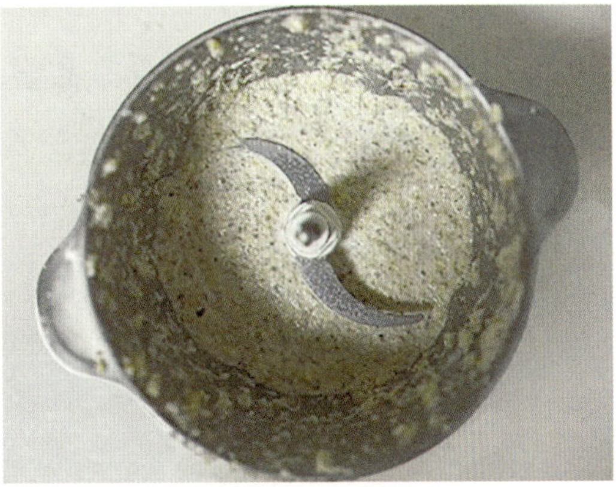

图86　打制豆浆

3. 熬制渣豆腐　将打好的豆浆与豆渣全部转移至锅内，开大火煮开，放入蔬菜搅拌均匀，煮至汤汁浓稠，根据口味加入适量生抽、醋、香油等调味料，加入适量食盐（5～10g），稍微搅拌均匀，撒上葱花出锅。

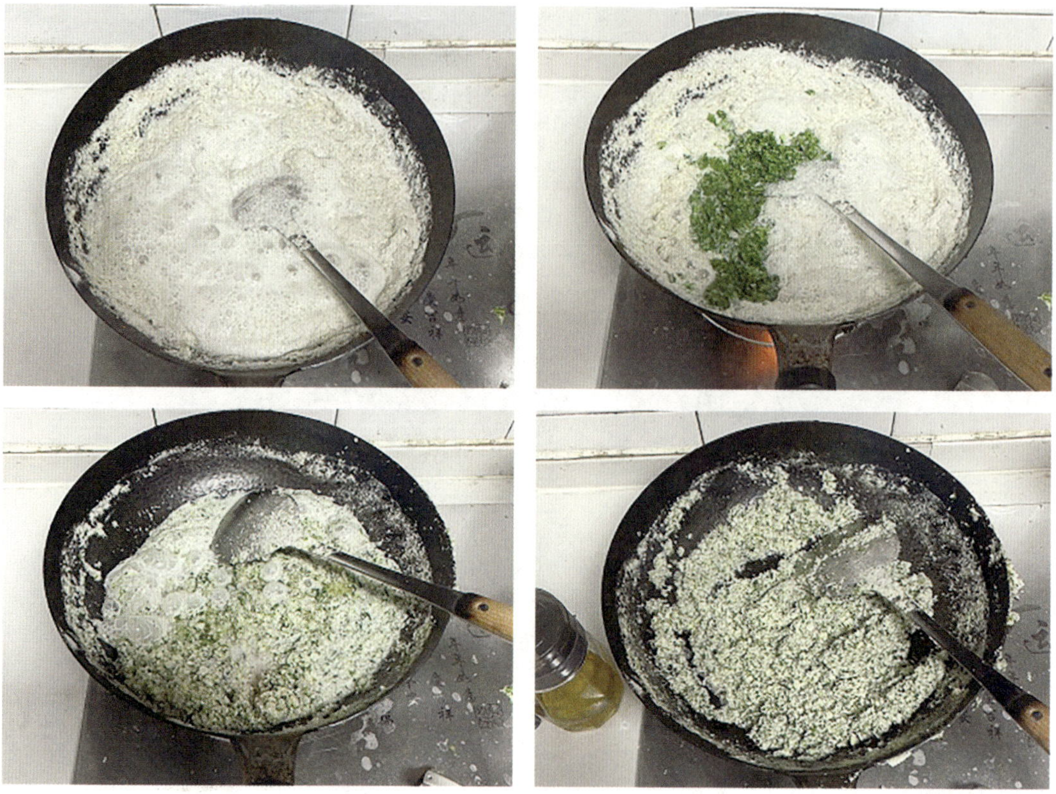

图 87　熬制渣豆腐

4. 分享食用　各组相互分享品尝制作的五谷煎饼与渣豆腐，可以配合大葱、香菜、辣酱等食材一同食用。

四、交流与反思

1. 集体交流分享制作五谷煎饼和渣豆腐的收获与体会，总结一下成功与失败的经验得失。

2. 集体投票评出最佳五谷煎饼与最佳渣豆腐。

五、劳动评价

请根据实际情况，完成下面的评价表。

评级维度	评价标准	自 评	组 评	师 评
劳动能力	喜爱美食制作与厨房劳动			
	能从劳动中获得成就感与自豪感			
	能通过自学获得美食制作相关知识			
	基本掌握煎饼与渣豆腐的制作要点			
劳动能力	善于在劳动中发现和解决问题			
	食物制作操作规范，按时完成			
劳动习惯和品质	提前预习，有明确的规划与制作思路			
	在食物制作中认真细致，有条有理			
	勤俭节约，不浪费，操作区域整洁			
劳动精神	团结协作，配合默契			
	不怕困难，追求卓越			

六、劳动拓展

拓展 1：探究五谷煎饼与渣豆腐中含有哪些人体必需的营养素。

拓展 2：在家中尝试给父母、家人制作一下五谷煎饼与渣豆腐。

小知识 15 榨汁机的使用方法

1. 将榨汁机平稳放在平台上，取下果汁杯，用清水冲洗一下内部。

2. 将需要榨汁的蔬果块（或泡好的豆类）放入果汁杯内，盖好盖子。

3. 将果汁杯装回底座，插上电源。

4. 打开电源开关，刀片快速旋转榨出蔬果汁，时间一般不超过 1 分钟即应关闭开关，防止电机过热。如果榨汁不充分，可以间隔 2～3 分钟再次开启运转。

5. 榨汁完毕关闭开关，直接从果汁杯中倾出蔬果汁。

6. 打开果汁杯盖，弃去果蔬渣，用清水将果汁杯内部清洗干净。

7. 放置于干燥、通风的地方备用。

项目二▶制作秋梨膏与养阴润肺茶

一、劳动情境

秋季天干，易生燥咳，故宜食养阴润肺之品，而梨正是适合秋季常食的时令水果和养生佳品。《本草纲目》云:“梨有治风热、润肺、凉心、消痰、降火、解毒之功。”因熬梨成膏亦有此效，而且方便储存食用，亦可加入其他有益健康的食药物质共同熬制，故自明清起逐渐成为居家常备的一味药膳。梨膏制法大约起源于北方，所用之梨为北方常见之秋子梨（即秋梨），故称秋梨膏，沿用至今。此外，可以在日常茶饮中应用百合、黄精、橘皮等养阴润肺、生津、化痰等药食本草，以解秋燥与不适。

今天，让我们一起来为自己和家人制作适合秋季饮用的秋梨膏与养阴润肺茶吧！

二、劳动准备

1. 秋梨膏食材　制作秋梨膏所需的冰糖、蜂蜜、大枣及其他药食原料由学校统一提供；鲜百合、梨等新鲜食材由学生自备。

2. 养生茶材料　制作养生茶所需的药食物质由学校统一提供，其他原料由学生自备。

3. 辅助材料　如一次性手套、无纺布茶包（100mm×150mm）、白卡纸盒（100mm×100mm×150mm）、玻璃分装瓶（100ml）、标签纸等。

4. 烹饪工具　如榨汁机、电磁炉、天平、养生壶、不锈钢平底锅、削皮刀、不锈钢滤网等。

5. 场地　如食育教室、劳动教育专用教室等。

三、劳动过程

任务一　制作秋梨膏

秋梨膏有多种制作方法，原料使用也常有不同。各小组可自行查阅资料，确定秋梨膏的配方及制作方案，也可以参考以下配方及制作方法进行制作。

简易秋梨膏配料表：梨（5～6个）、大枣100g、冰糖100g、鲜百合100g、蜂蜜200g。

自定秋梨膏配料表：____

____

____

制作步骤（供参考）：

1. 将5～6个梨洗净，用削皮器去皮，切块。
2. 将梨块放入榨汁机内榨取梨汁，弃去梨渣。
3. 将梨汁倒入不锈钢锅内，加入100g冰糖。
4. 将100g大枣洗净，切开，去核，放入锅中。
5. 在锅中加入约等量的清水，开大火煮开，转成小火熬制。
6. 将100g鲜百合洗净，略切，待锅中梨汁剩一半时加入。
7. 继续熬制15～30分钟至浓稠。
8. 滤去药渣，待汁液稍凉，拌入200g蜂蜜混匀，即成。
9. 分享食用，盛取1勺置于杯中，用温开水调开饮用。
10. 成品分装，取玻璃分装瓶进行分装，贴上自制的秋梨膏标签，注明主要配料，带回家供家人品尝饮用。

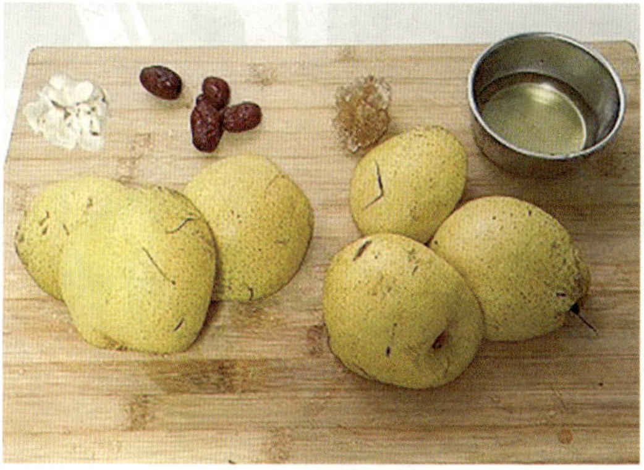

图88 秋梨膏原料示例

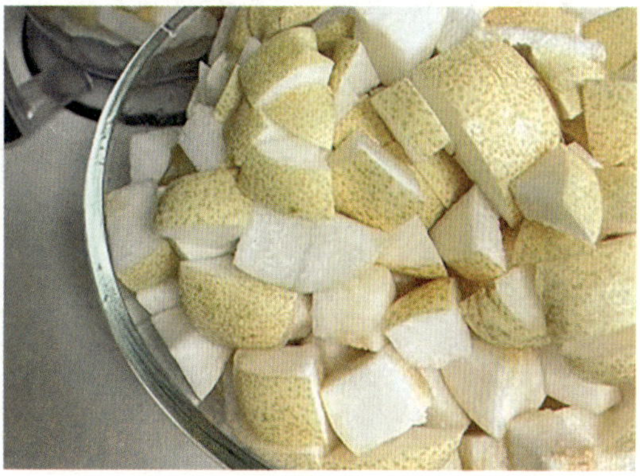

图89 梨洗净切块

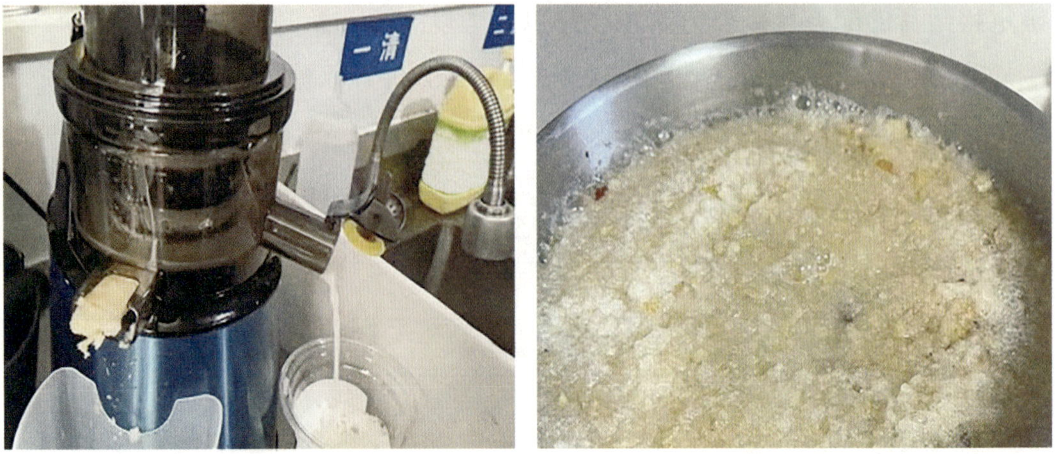

图 90　榨取梨汁

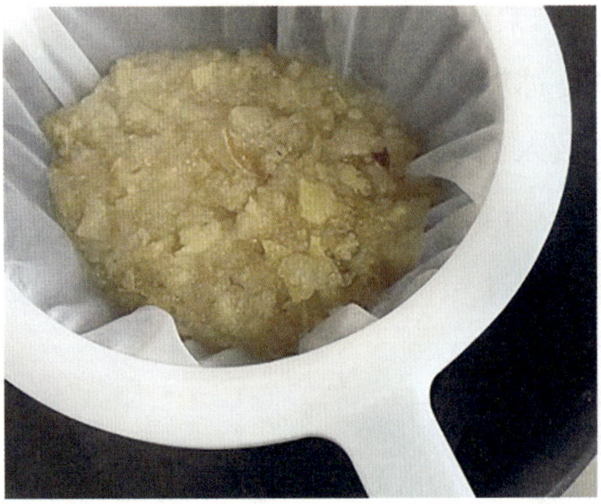

图 91　滤清梨汁

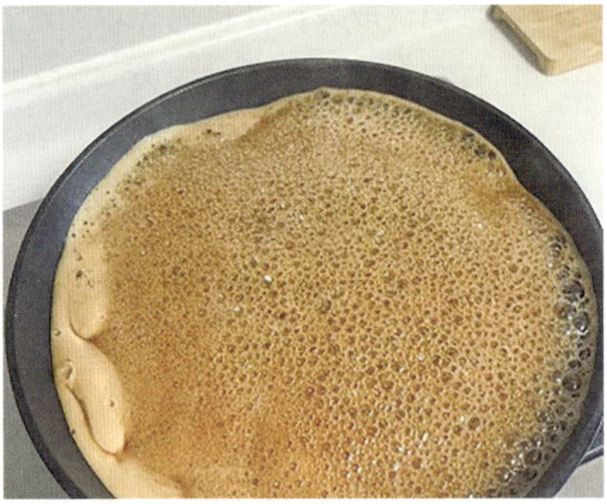

图 92　小火熬制

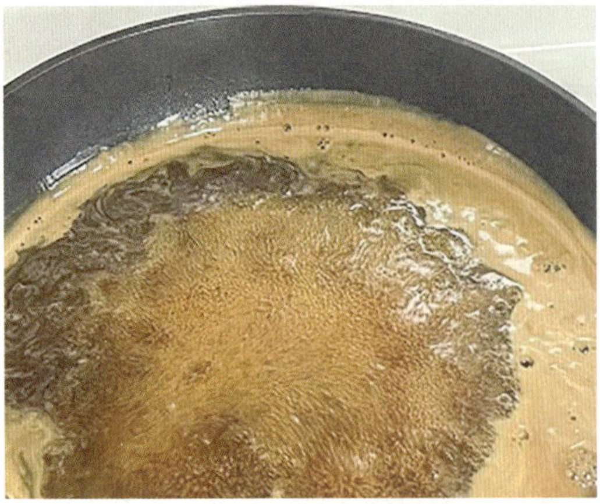

图 93　熬制浓稠

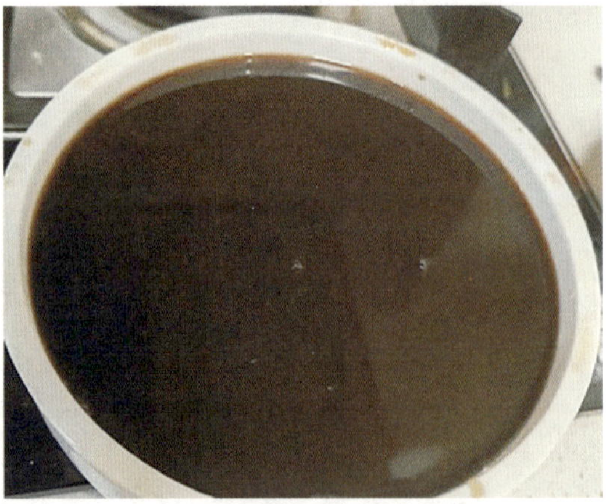

图 94　凉凉即成

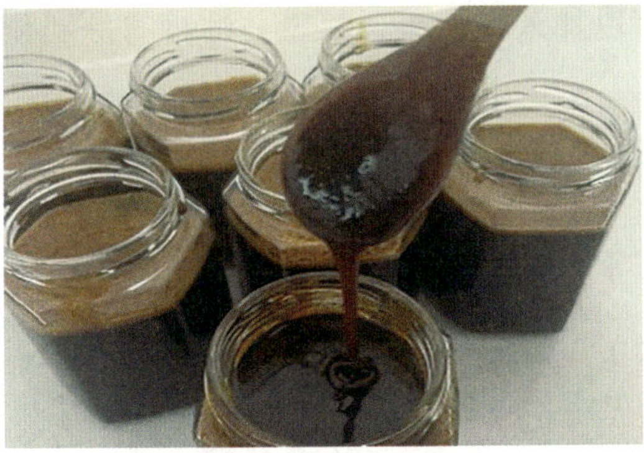

图 95　成品分装

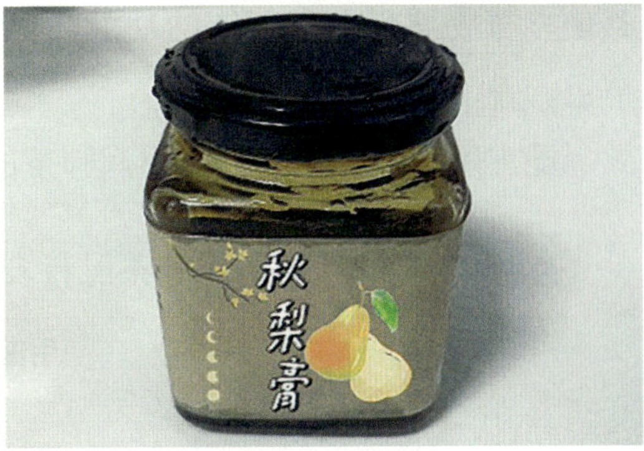

图 96　秋梨膏成品

任务二　制作养阴润肺茶

示例：养阴润肺茶制作

西洋参 2g、黄精 2g、玉竹 2g、冰糖 2g、橘皮 1g、玫瑰花 1g。将上述原料一起放入养生壶中，加入 500ml 清水，煮沸即可饮用。

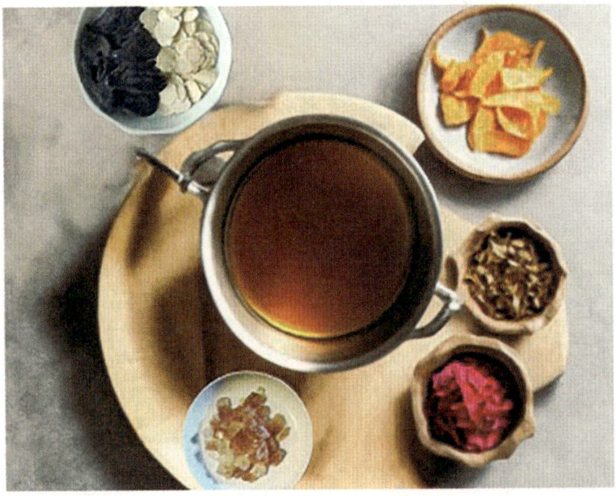

图 97　养阴润肺茶示例

1. 各小组搜集查阅资料，了解常见的秋季养生茶原料及其功效，在此基础上确定本组的养阴润肺茶配方，所用原料必须为食品或药食两用物质（参考小知识 5），其主要配料中至少应有 1～2 种具有养阴润肺或生津、化痰、止咳的功效。此外，可以适当加入补气、活血、清热、健脾等适合秋季养生的其他本草物质以丰富茶饮的功能，也可以加入花、果、蜂蜜、冰糖等原料调节色、香、味等感官性状。

配方确定后将本小组养阴润肺茶的配料信息填入下表。

养阴润肺茶配料表（配制总量：150g）

原料名称	用量（g）	主要功效

2. 根据以上配比，称量各种原料，混匀后分装至无纺布茶袋内，共 15 袋。

3. 在养生壶中加入适量的水，加热烧开（或直接在普通茶壶中加入开水），放入 1 袋茶包，静置 5～10 分钟后品尝饮用。

4. 各小组间相互分享品尝养生茶，感受一下与秋梨膏有何不同。

5. 将本组制作的其他养生茶包装入白卡包装盒内，贴上标签，注明养生茶名称、配料、制作小组名称（自拟）、制作时间等。待探访养老院的爷爷奶奶时与他们共同品尝，奉献爱心。

四、交流与反思

1. 集体交流分享制作秋梨膏和养阴润肺茶的收获与体会，谈一谈二者在日常应用中的优缺点。

2. 共同品尝各小组制作的养阴润肺茶，集体投票评出最佳养生茶（评分占比：颜色 10%，香气 20%，口感 30%，功效 40%）。

五、劳动评价

请根据实际情况，完成下面的评价表。

评级维度	评价标准	自　评	组　评	师　评
劳动观念	能够理解秋季养阴养肺的养生观念			
	乐于学习养生知识并应用于生活实践			
劳动能力	能通过自学获得秋季养生的相关知识			
	基本掌握秋梨膏与养阴润肺茶的制作要点			
	了解常见的养阴润肺药食原料			
	整体制作过程较为规范，按时完成			
劳动习惯和品质	提前预习，自觉学习与制订计划			
	在秋梨膏制作中认真细致，相互配合			
	操作过程条理清晰，操作区域整洁			
劳动精神	团结互助，发挥集体智慧			
	不怕困难，坚持不懈			

六、劳动拓展

重阳节与中秋节是秋季两个重要的传统节日，调研一下这两个节日在历史上都有哪些传统习俗，会应用到哪些本草？

小知识 16　具有养阴、润肺、生津、化痰、止咳功效的常见药食两用物质

乌　梅：敛肺，生津。

玉　竹：养阴润燥，生津止渴。

百　合：养阴润肺，清心安神。

灵　芝：补气安神，止咳平喘。

罗汉果：清热润肺，利咽开音。

山　药：补脾养胃，生津益肺。

胖大海：清热润肺，利咽开音。
桔　梗：宣肺，利咽，祛痰。
党　参：健脾益肺，养血生津。
桑　叶：清肺润燥，清肝明目。
黄　精：补气养阴，健脾润肺。
甘　草：补脾益气，祛痰止咳。
余甘子：清热凉血，生津止咳。
沙　棘：健脾消食，止咳祛痰。
桃　仁：活血祛瘀，止咳平喘。
杏　仁：祛痰止咳，平喘。
紫苏子：降气化痰，止咳平喘。
西洋参：补气养阴，清热生津。
青　果：清热解毒，利咽，生津。
桑　椹：滋阴养血，生津，润肠。
铁皮石斛：益胃生津，滋阴清热。

项目三▶养老院中献爱心

一、劳动情境

尊老敬老是中华民族的传统美德，但在经济飞速发展与老龄人群日益增多的今天，许许多多的老人却因为子女远在他乡而面临着无人陪伴、无人守护的尴尬境地。长期居住在养老院的人们很容易因缺少陪伴和关爱而健康变差，心中郁闷之情难以排遣。让我们一起走进养老院，献出我们的爱心，用我们的热情为老人们提供一些帮助吧！

二、劳动准备

1. 布置清洁　与养老院负责人联系并布置场地，准备清洁工具。

2. 礼品准备　提前准备好学生自制的秋季养生茶包与小礼品。

3. 表演准备　提前熟练掌握八段锦与五禽戏两套健身气功。

三、劳动过程

任务一　为老人们服务

整洁的生活环境与良好的个人卫生，不仅能维护个人的身体健康，也能让人心情愉悦。爱老敬老，我们在行动。让我们帮助爷爷奶奶们吧！

1. 打扫室内卫生。
2. 修剪指甲。
3. 梳理头发。
4. 帮助爷爷奶奶们揉揉肩、捶捶背。
5. 陪他们一起聊聊天，让他们感受到如家般的温暖。

任务二　泡制秋季养生茶

请同学们用自己前期制作好的养阴润肺茶包为爷爷奶奶们泡茶。

1. 冲泡一壶秋季养生茶。
2. 请他们细细品尝。
3. 为他们介绍一下养生茶的配料组成与主要功效。

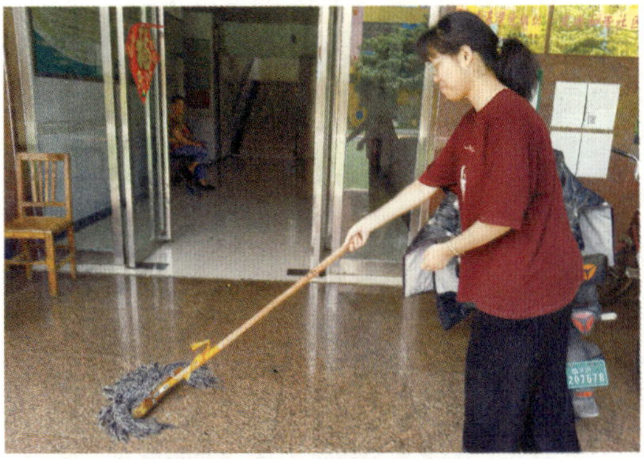

图 98　为老人服务

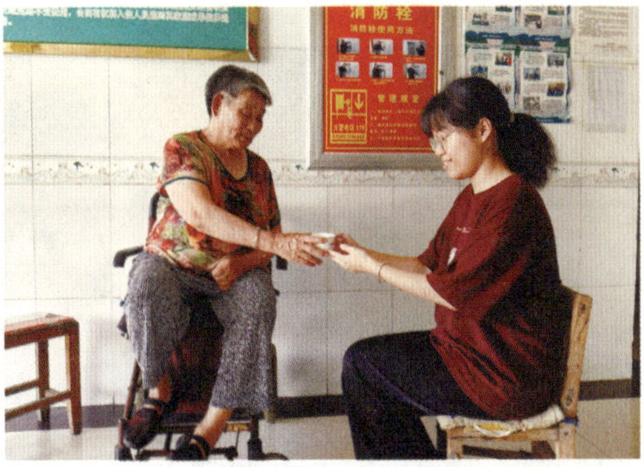

图 99　品味养生茶

任务三　养生知识小课堂

1. 事先做好宣讲规划，确定好讲解题目、讲解内容与讲解人，将基本信息填写入下表。

2. 安排好场地和座椅，布置好茶水和水果，邀请爷爷奶奶们落座等候，请同学代表为爷爷奶奶们宣讲养生知识（每人时间不超过 5 分钟）。

养老院养生知识宣讲		
活动时间：________	地点：________	
宣讲题目	主要讲解内容	讲解人

任务四　养生气功表演

同学们分成八段锦组和五禽戏组，2 个小组分别为爷爷奶奶们表演八段锦与五禽戏。

任务五　互动交流

人生交契无老少，与爷爷奶奶们的交流往往可以为我们带来新的人生感悟，也会为爷爷奶奶们带来心灵的慰藉。请同学们分组陪伴爷爷奶奶们度过一段美好的秋日时光，一起下棋、散步、编织、剪纸、聊天等均可。

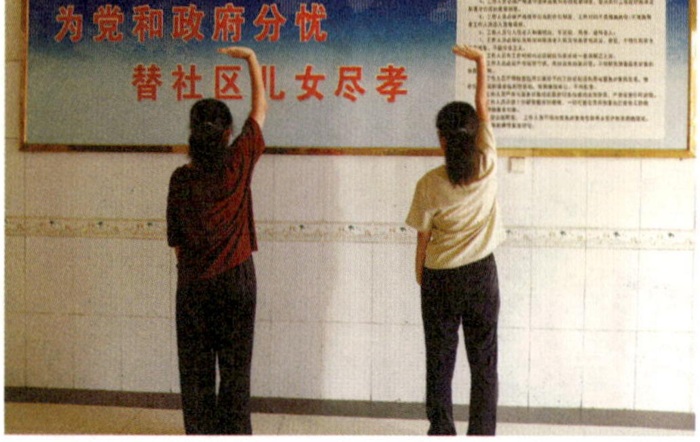

图 100　养生气功表演

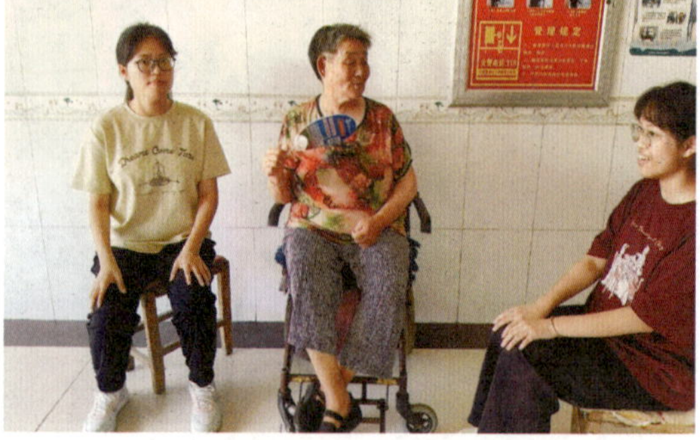

图 101　互动交流

“青春拥抱白发”互动活动		
活动形式	参与人	活动效果与收获

四、交流与反思

1. 同学们共同交流分享本次活动的主要收获与感受。
2. 谈一谈本次活动中存在哪些问题，有哪些更好的改进或替代方案。

五、劳动评价

请根据实际情况，完成下面的评价表。

评级维度	评价标准	自　评	组　评	师　评
劳动观念	尊敬老人，有爱老敬老意识			
	乐于参与养老院服务与展示活动			
劳动能力	事先帮助规划准备，提出有益设想			
	现场活动活跃有序，考虑周到			
	服务展示获得爷爷奶奶的赞许认可			
劳动习惯和品质	注重礼貌，主动问好，热情服务			
	准备工作充分，认真参与现场活动			
	为爷爷奶奶服务时注意安全			
	服务、展示认真细致，不敷衍			
劳动精神	积极参与，勇敢担当			
	不怕困难，不怕辛苦			

六、劳动拓展

拓展1：回家后为自己的父母长辈宣讲一下养生知识，做一下健身气功表演。

拓展2：积极参与社区组织的义务劳动活动，借机会宣传一下养生知识。

项目四▶本草扎染制作

一、劳动情境

扎染是我国传统的织物印染技术，也是一种传承千年、广受喜爱的手工艺术，凝聚了中华民族的聪明智慧。扎染古称“染缬”，唐代玄应《一切经音义》云：“以丝缚缯染之，解丝成文曰缬也。”由于手工扎染的扎花和浸染过程具有多样而不可重复的特点，每一件扎染作品都是独一无二的。此外，传统扎染使用的绝大部分染料来自天然本草，是大自然于医药之外的额外馈赠，这使得扎染艺术别具有一种天然成趣的独特魅力。现在，让我们一起动手体验一下这独具特色的传统艺术，创作一份属于自己的扎染作品吧！

二、劳动准备

1. 本草染料　冻绿、紫花地丁（绿色），黄柏、栀子（黄色），苏木、茜草（红色），紫草、紫苏（紫色），蓝靛泥（蓝色）等。

2. 媒染剂　明矾，能促进染料与织物的结合，使颜色发亮，色泽更加艳丽。

3. 扎染布料及其他工具　纯棉薄方巾（60cm×60cm）；电磁炉、不锈钢容器；一次性手套、扎绳、橡皮筋、剪刀、竹夹、过滤网等。

4. 场地　劳动教育专用教室。

三、劳动过程

任务一　探究了解扎染的扎花方法

织物扎花是扎染制作中变化最为多样的制作手法，是决定最终花纹效果的关键因素。

1. 课前通过查阅资料和观看相关视频，了解扎染的基本背景知识和常见的扎花方法。

2. 每个同学在制作扎染前应该基本确定自己的扎花方法与预期效果。

任务二　染料制备

1. 每个小组根据喜欢的颜色选择 1～2 种本草原料作为扎染的染料（如选择 2 种，需要单独制备使用，避免混合，否则染色效果难以预测）。用天平称取单一原料 100g，将较大的原料切成小块、压碎或磨碎，以便更好地提取色素。

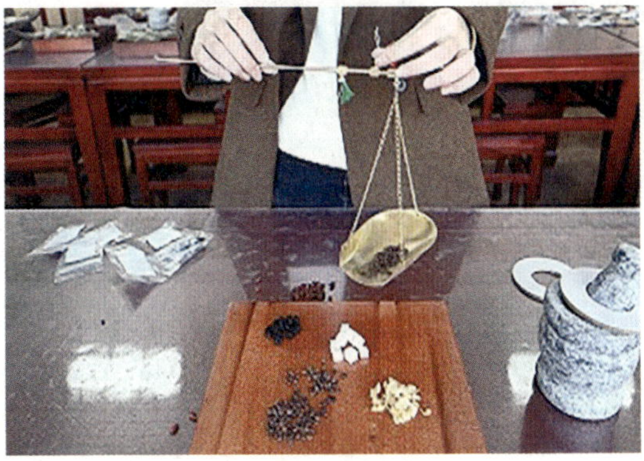

图 102　称取本草原料

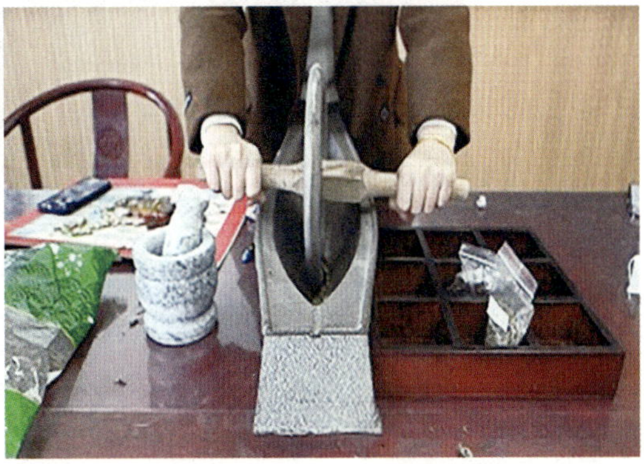

图 103　原料切块磨碎

2. 将本草原料置于不锈钢容器中，加入 2000ml 清水，浸泡半小时。置于电磁炉上，大火烧开，然后转小火煮沸半小时，让色素充分渗出。在染料煮制过程中可穿插完成任务三的前三步。

3. 使用过滤网滤去固体残渣，保留液体染料，备用。

4. 如使用蓝靛泥作为染料，则每 100g 蓝靛泥可加入 2000ml 清水及配套的碱剂与还原剂，搅拌均匀即可，无须加热。

任务三 扎染制作

1. 配制媒染剂 用天平称取 5g 明矾，置于不锈钢容器中，加入 1000ml 清水溶解备用。

2. 扎花 每个同学根据本人预期的染色花纹进行不同方法的捆扎，使用橡皮筋、扎绳将棉方巾的不同部位扎紧，形成大小及形状不一的扎节。捆扎较密、较紧的部分是准备留白的部分，暴露在外的部分就是将要染色的部分。

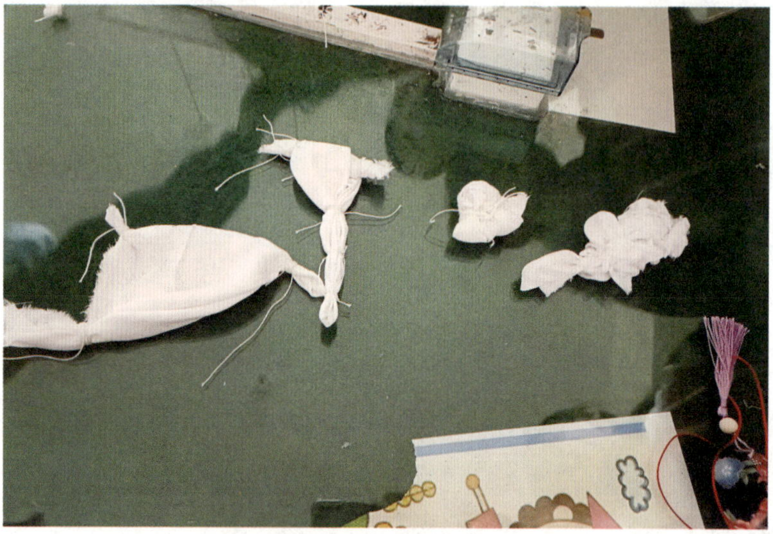

图 104 扎花

3. 媒染 将捆扎好的方巾浸泡于媒染剂中半小时，用戴手套的手捞出拧干。以下操作过程均需穿戴手套和围裙等防护装备，以防止染料弄脏皮肤和衣物。

4. 染色 将媒染过的捆扎方巾放入前面制备好的染色液中，确保布料完全浸没其中，置于电磁炉上煮沸后转小火继续煮 20 分钟。在此期间适时用竹夹翻动方巾以使其着色均匀。（注：蓝靛染色无须加热。）

5. 终止染色 用竹夹将染色织物取出，移至清水盆中浸洗。

6. 去除扎具 解开橡皮筋、绳子等扎具，使用剪刀需注意避免剪伤方巾。

7. 清洗晾干 将染色方巾置于流水下清洗，去除多余的染料，悬挂于通风处晾干。

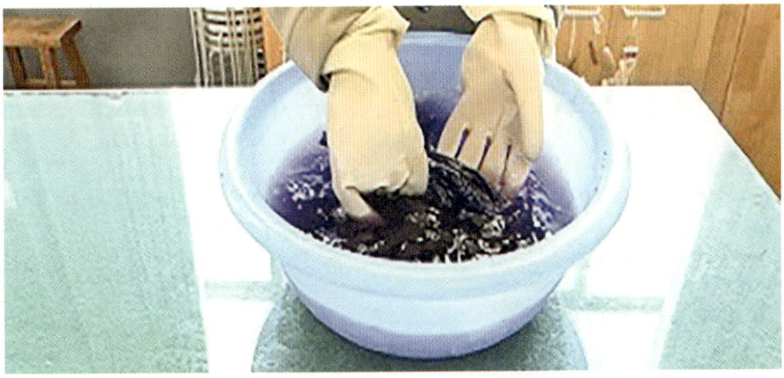

图 105　染色

任务四　作品展示

1. 为自己的扎染作品起个好听的名字。

2. 逐个上台展示自己的作品，介绍使用的染料名称和扎花的主要方法。

3. 集体投票评选最美扎染作品一、二、三等奖。

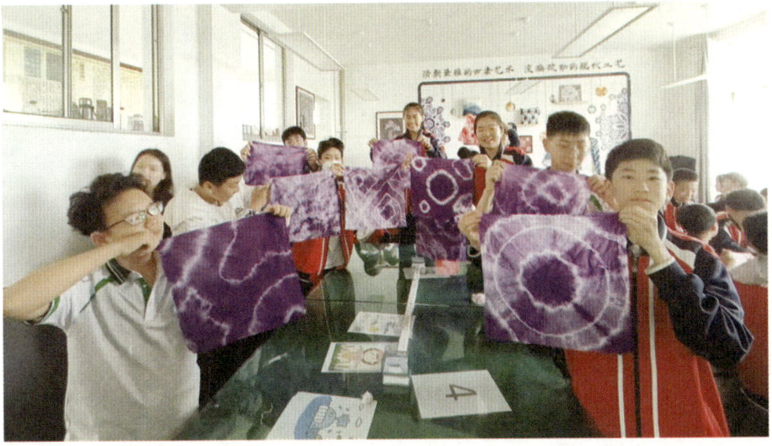

图 106　作品展示

四、交流与反思

1. 交流分享制作扎染的收获、体会及欣赏扎染作品的感受。

2. 探讨一下怎样才能制作出更美的扎染作品，如怎样制作出特定的复杂图案与花纹、如何用多种染料创作多色作品等。

五、劳动评价

请根据实际情况，完成下面的评价表。

评级维度	评价标准	自　评	组　评	师　评
劳动观念	喜爱传统艺术与手工制作			
	乐于学习与探究扎染艺术			
劳动能力	对扎染相关知识与技法具有基本的了解和认识			
	基本掌握扎染制作的方法			
	染料制备与扎染操作过程规范			
	扎染制作的整体效果较好			
劳动习惯和品质	提前预习扎染相关知识与技法			
	扎染制作前有明确的设计思路			
	操作电器、染色等注意安全防护，工作区域整洁而有条理			
	操作过程认真细致、关注细节			
劳动精神	不怕困难，坚持不懈			
	团结协作，共同提高			

六、劳动拓展

探究一下扎染最常用的蓝靛染料是从哪几种本草植物中制取的，怎样制取的？这些本草有什么药用价值？

项目五▶中医体验：针刺

一、劳动情境

针刺即传统中医针、灸二法中之针法，现多统称针灸。《黄帝内经》云：

“故善用针者，从阴引阳，从阳引阴，以右治左，以左治右，以我知彼，以表知里，以观过与不及之理，见微得过，用之不殆。”突出体现了针刺疗法调和阴阳、疏通经络、左病右治的特点。

让我们一起走入中医馆，探寻古老智慧，学习、体验针刺的神秘魅力吧！

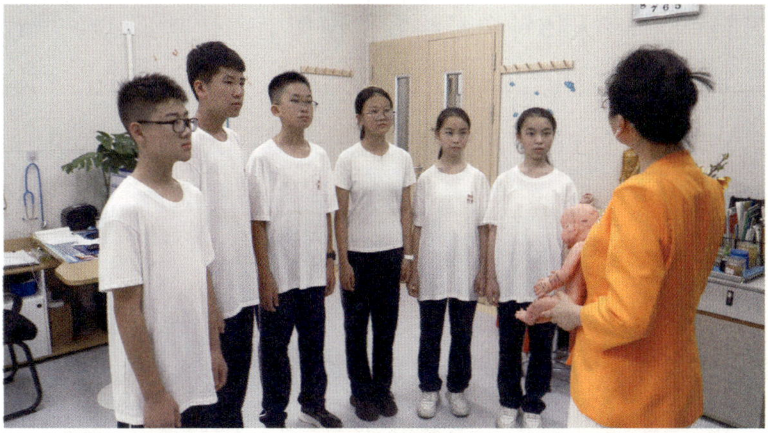

图 107　针灸课堂

二、劳动准备

1. 针灸参考资料　国家标准经络穴位挂图、人体针灸经络穴位模型、针灸图册等。

2. 观看纪录片　观看纪录片《千年针迹，金石为开——人类非物质文化遗产“中医针灸”》。

3. 针刺练习器具　针灸练习皮肤模型（有高、低阻力分区）、针灸包（内含镊子及 5 种以上规格针灸针）、75% 医用酒精消毒棉签等消毒工具、轻质木棋子、水碗。

4. 场地　校内中医馆。

三、劳动过程

任务一　了解针灸历史及相关知识

1. 提前查阅资料，了解针灸、经络、穴位的基本概念。

2. 自行观看中央电视台纪录片《千年针迹，金石为开——人类非物质文化遗产“中医针灸”》。

3. 参观校内中医馆，聆听专业医师介绍讲解针灸相关知识。

任务二　辨识常见穴位

1. 跟着讲解老师在人体针灸经络穴位模型上辨认常见穴位，如尺泽、曲池、鱼际、合谷、迎香、足三里、涌泉、风池、风府、百会、太阳、劳宫、三阴交、神门、肩井、大椎、气海、神阙、膻中、天突等，尝试记忆穴位的具体位置。

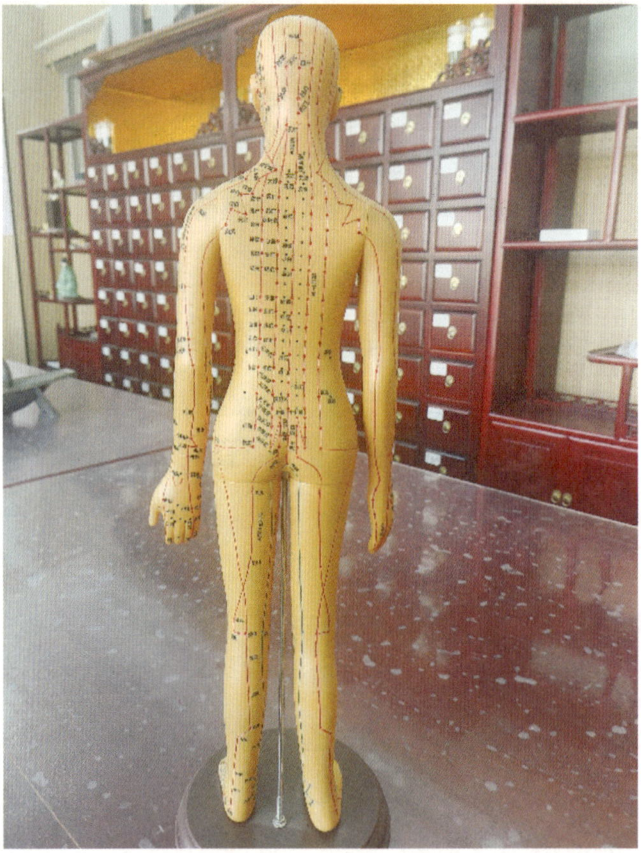

图108　人体针灸经络穴位模型

2. 分小组进行辨识穴位比赛。用带背胶的编号签粘贴在人体穴位模型上的上述穴位处，随机选择标签出题，请各小组抢答穴位名，计算积分，累计得分最多的小组获胜。

任务三　学习体验针刺的基本方法

针刺的基本方法包括进针法与行针法。其中进针法主要包括单手进针与双手进针法；行针法最常见的亦有两种，即提插法和捻转法。同学们在老师的示范指导下应用针灸练习皮肤模型学习体验上述基本方法及操作过程。

1. 消毒　针刺操作前必须对针具、腧穴皮肤及操作者双手进行常规消毒。针具的消毒通常采用酒精浸泡消毒、高压蒸汽消毒或一次性针具；腧穴皮肤及操作者双手通常采用酒精棉擦拭消毒。

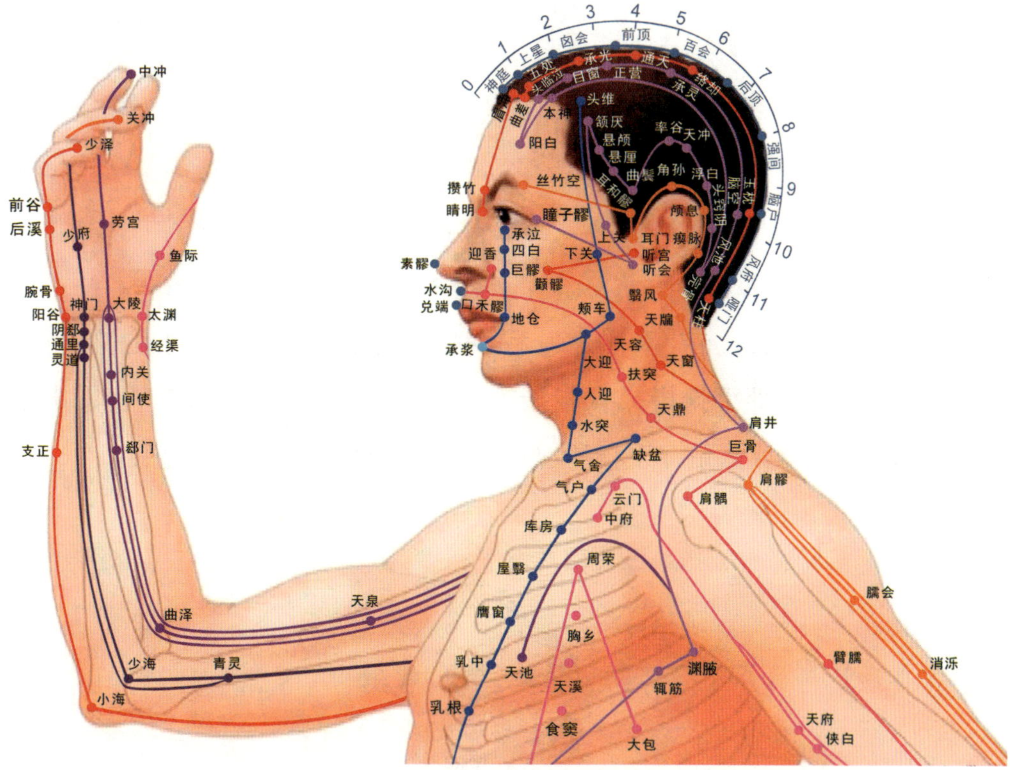

图 109　人体局部穴位分布示例

2. 进针

（1）单手进针法：用拇、食指指腹持针，中指指腹抵住针身下段，使中指指端比针尖略长出或齐平，对准穴位，中指指端紧抵腧穴皮肤，拇、食指向下用力按压快速刺入，中指随之屈曲，刺入时应保持针身直而不弯。本法通常适用于短针。

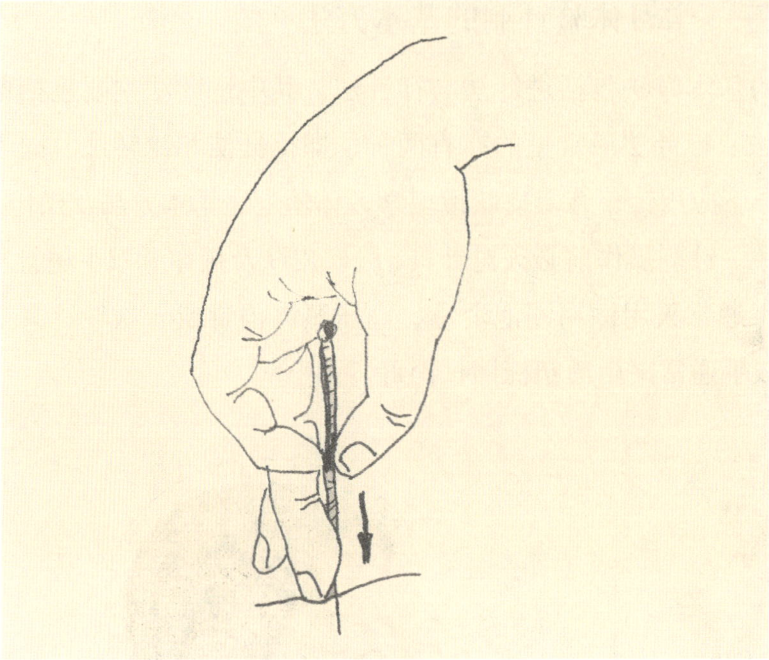

图 110　单手进针法

（2）双手进针法：持针手称为刺手，按压皮肤、辅助进针的手称为押手。

指切进针法：押手拇指或食指指甲切按在腧穴旁，刺手拇、食、中指三指指腹持针，将针身紧贴押手指甲缘快速刺入。适用于短针的进针。

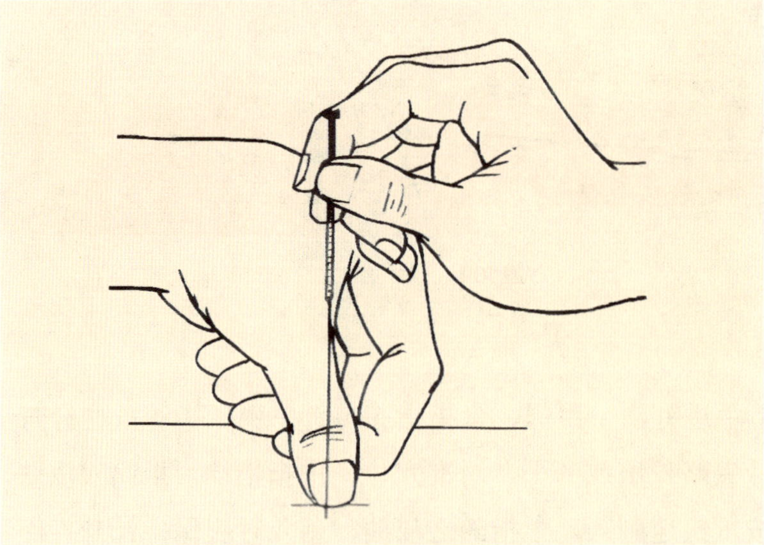

图 111　双手进针法

夹持进针法：押手拇、食指持消毒干棉球裹住针身下段，下端露出少许针尖；刺手拇、食、中三指指腹夹持针柄，使针身垂直。将针尖固定在腧穴皮肤表面，刺手指力下压时，押手拇指、食指同时用力，两手协同迅速将针刺入皮肤。适用于肌肉丰满部位及长针的进针。

双手进针法除以上两种外，还有适用于皮肤松弛部位的舒张进针法、适用于皮肤浅薄处的提捏进针法以及适用于儿童和惧针者的针管进针法等。

3. 行针

（1）提插法：将针刺入腧穴一定深度，反复施行上提针与下插针结合的纵向运动，时间 3～5 分钟为宜，频率每分钟 60 次左右，针身要求垂直于进针部位。

（2）捻转法：将针刺入腧穴一定深度，向前向后捻转，针体在腧穴内反复前后来回平面旋转，运动角度为 180°～360°，切记不能单向捻转。

4. 出针　以押手拇、食指按住针孔周围皮肤，刺手持针轻微捻转并慢慢提至皮下，然后迅速拔出，用干棉球按压针孔防止出血。最后检查针数，防止遗漏。

任务四　控针基本功——水面练针

准确、流畅的进针是避免针刺造成患者疼痛的前提，而这依赖于施针者的良好控针能力。学习针刺者必须经过长时间耐心的练习才能逐步具备优秀针灸师的指力与素质。“水面练针法”是一组以轻刺为基础的练习方法，通过轻刺水中棋子、瓶盖、海绵、水果等日常实物来锻炼手指和掌、腕、臂力功夫及其协调性。刺棋子为相对简单的轻刺训练，同学们可以尝试练习一下看是否能做到针入而棋子基本不移。具体方法如下。

1. 置直径约 5cm 的轻质木棋子（或木块）于水碗内，令其静止，持针垂直刺棋子，要求刺入棋子某处，仅见水微动而棋子原位不变。

2. 经过一段时间的练习尝试后，各小组推出一名代表参加水面轻刺比赛，针入棋子保留其上且在水中移动幅度最小者获胜。

四、交流与反思

1. 集体交流对于针刺疗法的认识和理解，说一说针刺主要用于治疗哪一类健康问题，讨论一下针刺治疗的可能原理是什么。

2. 谈一谈练习针刺的主要感受、收获与体会。

五、劳动评价

请根据实际情况，完成下面的评价表。

评价维度	评价标准	自　评	组　评	师　评
劳动观念	乐于了解中医药特色治疗技术，对针刺治疗的重要价值有基本的认识			
	有好奇心与探究愿望，喜欢学习体验针灸相关知识和实操练习			
劳动能力	能通过自学了解针刺与经络基本知识			
	掌握 5～10 个常见穴位的名称及位置			
	了解针刺的主要步骤及基本方法			
劳动能力	通过练习能掌握基本的进针与行针方法			
	针刺操作相关手法基本正确无误			
劳动习惯和品质	课前预习与知识准备比较充分			
	参观听讲认真仔细，勤学好问			
	针刺练习耐心严谨，精益求精			
劳动精神	勇于尝试，不怕困难			
	吃苦耐劳，不轻言放弃			

六、劳动拓展

回到家里做个小调研，了解一下爸爸、妈妈和家中其他长辈对针灸的看法和认识。给他们科普一下常见穴位的具体位置和针灸的相关知识。

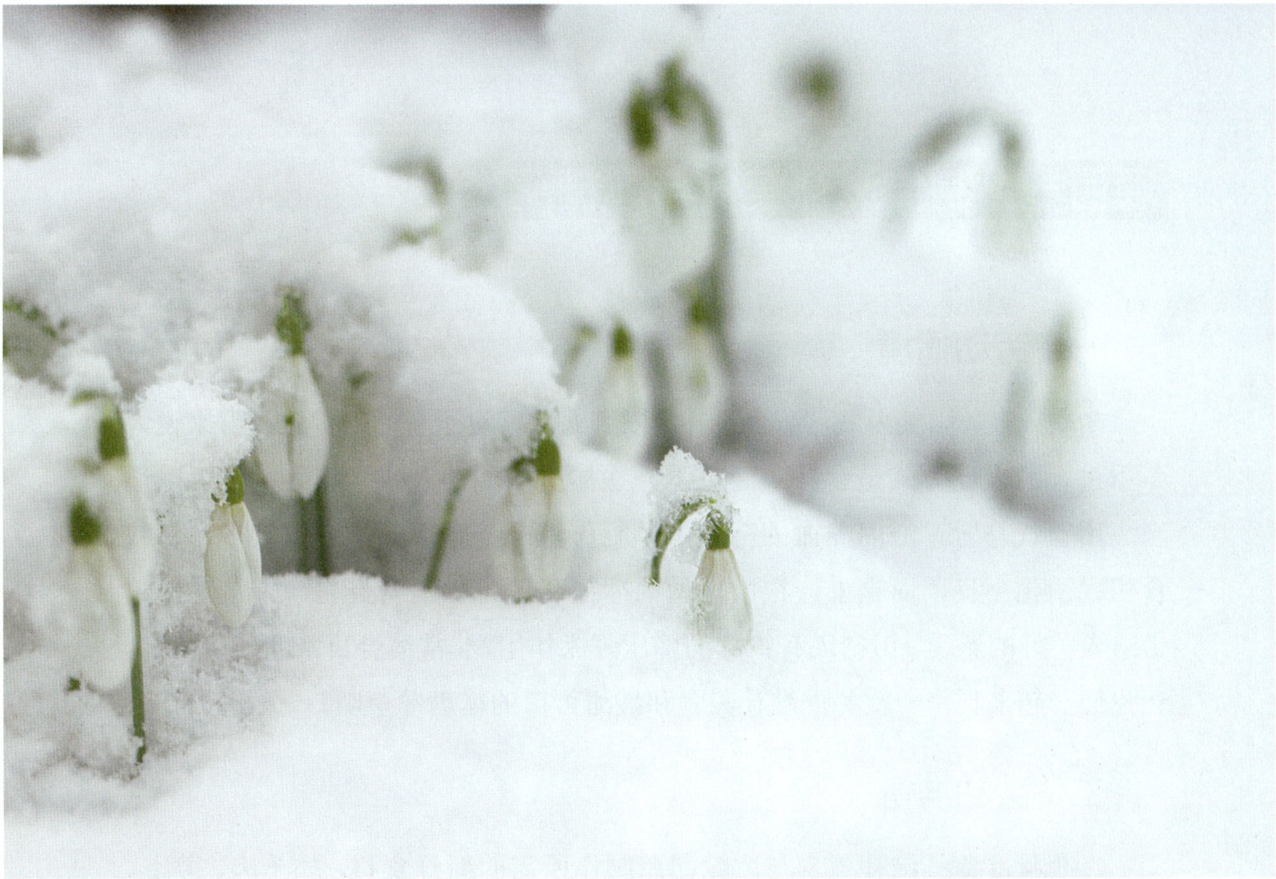

第 5 单元　冬藏二气

随着秋日的最后一片黄叶飘然离去，凛冽的北风带着冬天的寒意扑面而来。在这个草木凋零、万物蛰伏的季节里，我们迎来了本草生活的冬季篇章。冬天是大自然阴气旺盛而阳气潜藏的季节，预示着我们也应顺天应时，藏阳藏精，避寒就暖，以待春回。

在这个季节里，我们要顺应冬气闭藏之势，适当减少室外活动，保证营养与能量摄入，以御冬寒。我们将一起制作营养丰富的滋补美食以强身体；熬制美味健康的冰糖葫芦以消食防积；调配滋阴养肾的冬季养生茶以敬父母长辈；学练颈部保健操以缓解伏案学习给颈椎带来的压力；我们还将共同走入中医院，现场探究与感受中医艾灸治疗的独特魅力，并一起体验手工制作艾绒、艾条的乐趣。

项目一▶制作滋补美食与冰糖葫芦

一、劳动情境

冬季天寒，阳气内藏，适合进补，以御寒凉。对于普通的健康人群来说，冬季进补的最佳方式是食补，而对于一些体质偏弱的人或老年人，也可以适当应用益气补肾、滋阴养血的药食本草制作滋补药膳。冬季食肉较多，易致食积、消化不良，而吃上一根山楂做的冰糖葫芦可以消食健胃，行气导滞，带给人美好的感受。山楂还有很好的降压降脂作用，非常适合日常的养生保健。让我们一起来制作一款冬季滋补美食和酸甜可口的冰糖葫芦吧！

二、劳动准备

1. 食材准备　滋补美食与冰糖葫芦制作所需的新鲜食材，如羊肉、萝卜、大枣、生姜、大葱、山楂（每组约需 1500g）等由学生自行准备；所需的药食本草（如枸杞、桂圆、黄精、百合等）及油、盐、糖、调料粉等由学校统一提供。

2. 辅助材料　串制糖葫芦所需的竹签、山楂去核器、糖葫芦纸袋、糯米纸等由学校统一提供。

3. 烹饪工具　刀、铲、盆、锅、厨房电子秤等厨房用具。

4. 场地　如食育专用教室或劳动教育专用教室等。

三、劳动过程

任务一　制作滋补美食

1. 了解、准备滋补食材，确定美食制作方案。小组自行查阅资料或咨询亲友、家人，了解生活中常见的滋补食材及补益功效，商议确定本组的滋补美食名称及所用的食材配料。要求美食设计适当借鉴古人冬季滋阴补肾的养生理念，也可尝试加入 1～2 种具有滋补功效的药食本草制作药膳（参考小知识 17）。将确定的美食名称与食材配料、制作步骤填入下表。按所需食材配料去超市采购原料。

本组滋补美食名称：（______________________）

本组美食主要食材配料（不含调味料）及制作方法记录如下。

食材名称及用量（g）	主要滋补功效	美食制作方法

2. 烹饪制作美食　各小组按预定的制作方案进行食材处理，选用合适的烹饪器具，完成烹饪制作。以下示例仅供参考。

滋补美食制作示例：山楂白萝卜炖羊肉

配料：羊肉 500g，白萝卜 500g，山楂 5 个，生姜、葱、料酒、胡椒粉、盐、食用油。

步骤：先将羊肉用清水洗净，切块，用开水焯一会儿捞出备用；白萝卜去皮洗净，切块；山楂洗净，切开；生姜切片，葱切段。炒锅开火预热，倒油，下姜葱、羊肉、白萝卜翻炒均匀，加入料酒、胡椒粉、盐和适量清水，放入山楂，大火煮开，转小火慢炖，至肉烂入味即可。

功效：温中健脾，益气补肾。

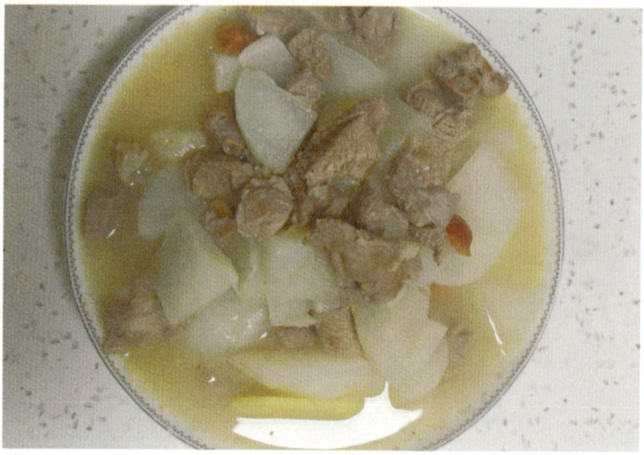

图 112　山楂白萝卜炖羊肉

3. 分享美食　各小组集中展示制作的滋补美食，共同分享品尝，投票选出最佳滋补美食。

任务二　制作冰糖葫芦

1. 课前查阅了解山楂的功效及冰糖葫芦的做法。

2. 各小组提前采购好以下原料备用：山楂 1500g（约 90 颗）、白砂糖 1000g。

3. 将山楂清洗干净，晾干水分，用山楂去核器去掉果蒂和果核，依次将山楂串在竹签上，排列紧密整齐，每串 3 个。

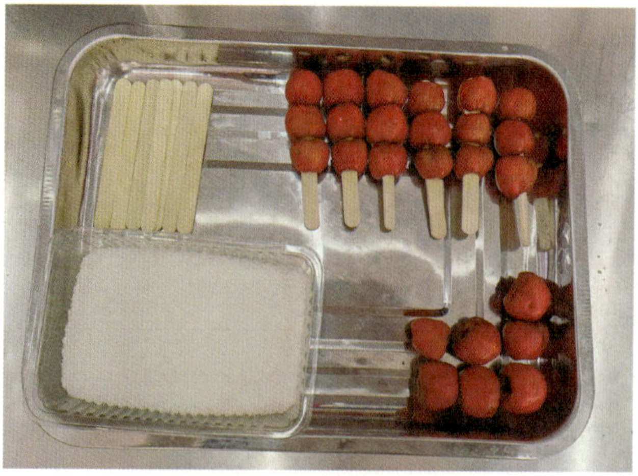

图 113　冰糖葫芦原料

4. 在锅中加入 500ml 水，再加入 1000g 白砂糖，搅拌混合，开大火加热，不断搅拌，防止糖分局部过热焦化，直至糖浆沸腾，转为中火熬至糖浆变稠，颜色变为微黄，能微微拉出丝来（俗称“拔丝”状态）。此时用筷子或木棒蘸糖浆，放于冷水中即迅速凝固，说明糖浆已熬好。

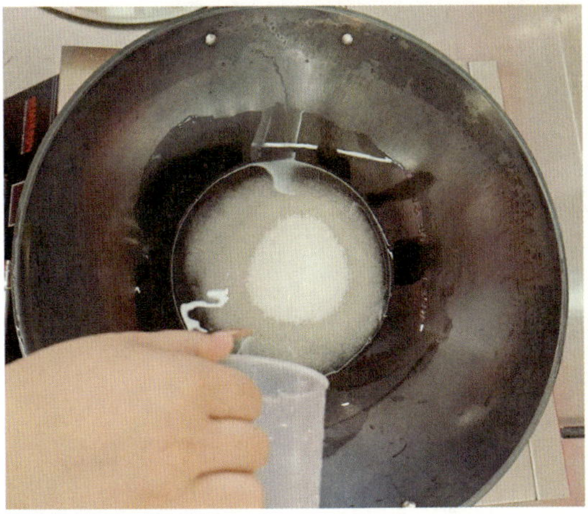

图 114 熬制糖浆

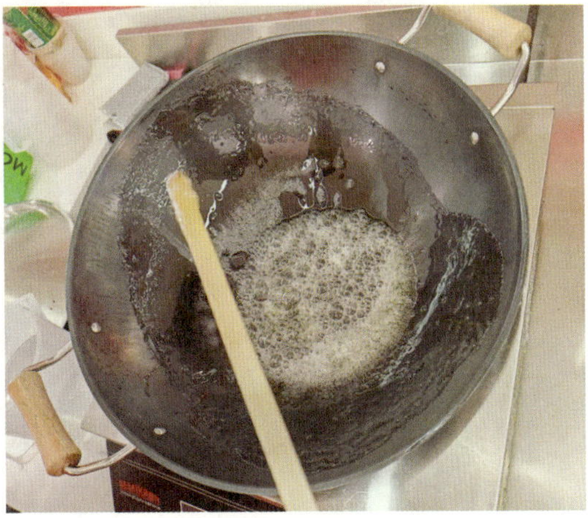

图 115 “拉丝”状态

5. 转为小火，保持糖浆为微沸状态，以免糖浆焦化。小心地将串好的山楂逐一浸入熬好的糖浆中，快速转动竹签，使山楂表面均匀地裹上糖浆。操作时务必注意安全，应佩戴防护手套，避免高温糖浆溅出导致烫伤。一旦糖浆滴在皮肤上，应立即置于冷水下冲洗。

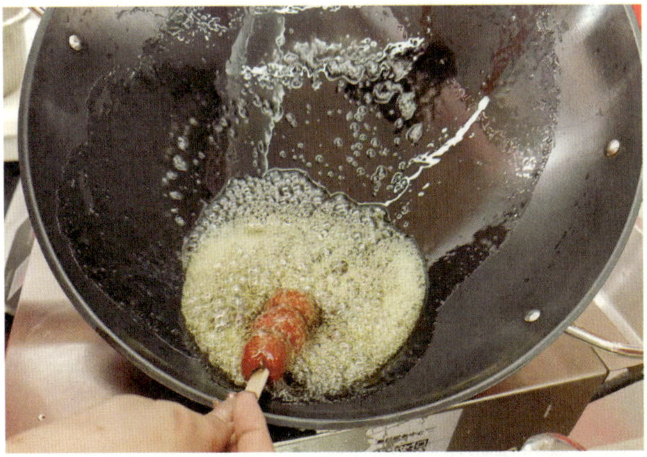

图 116 山楂串裹糖浆

6. 将蘸好糖浆的冰糖葫芦取出，裹上糯米纸，放在涂有食用油或铺有烘焙纸的盘子上，待其自然冷却糖浆凝固，即完成制作。

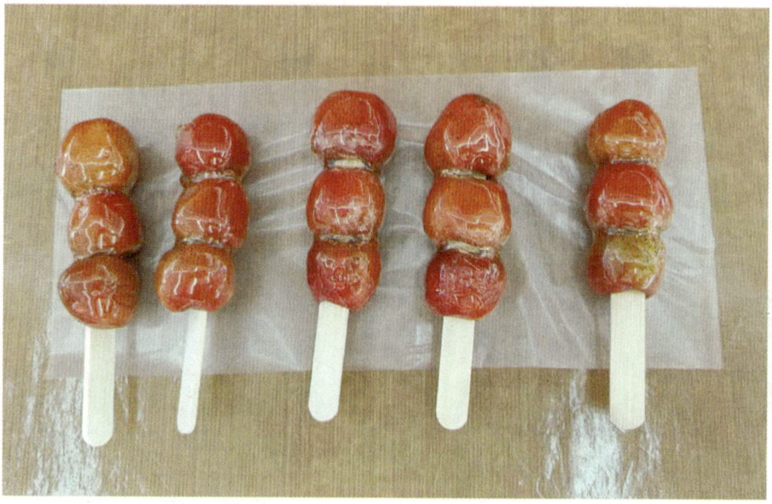

图 117　冰糖葫芦

7. 各组相互品尝一下制成的冰糖葫芦，评价一下色泽、口感与风味是否有差别。

8. 将剩余的冰糖葫芦装入专用的糖葫芦纸袋，带回家给家人品尝。

四、交流与反思

1. 集体交流分享制作滋补美食与冰糖葫芦的经验、收获及品尝感受，说一说在冰糖葫芦制作中需要注意的关键要点有哪些。

2. 共同探讨青少年适合常吃滋补药膳吗？为什么？

五、劳动评价

请根据实际情况，完成下面的评价表。

评级维度	评价标准	自　评	组　评	师　评
劳动观念	喜爱美食制作，乐于参与厨房劳动			
	主动在美食制作中应用健康知识			

续表

评级维度	评价标准	自　评	组　评	师　评
劳动能力	了解常见冬季滋补食材的主要功效			
	能自主学习美食制作知识与方法			
	能熟练操作厨具进行食材处理与烹饪			
	顺利完成滋补美食与冰糖葫芦的制作			
劳动习惯和品质	提前准备好食材与操作方案			
	操作规范，有条理，操作区域卫生整洁			
	操作灶火、热锅、热液体时注意安全防护			
	小组成员分工明确，配合默契			
劳动精神	乐于钻研，精益求精			
	不怕困难，坚持不懈			

六、劳动拓展

回家给爸爸妈妈做一餐冬季滋补美食，询问他们的感受，亦是体验一餐一饭之不易。

项目二▶制作滋阴养肾茶

一、劳动情境

中医学认为，冬季是藏阳藏精的季节，而肾为藏精之所，故宜于养肾；且冬季寒冷干燥，人们喜食辛温肉食，易致阴虚而生内火，故宜滋阴生津。

茶，自古以来就是养生的佳品。饮茶既可驱寒保暖、生津润燥，亦可调五脏、清血液、抗衰老，四季皆宜，冬季常饮亦有预防与缓解感冒之效。此外，将滋阴养肾、补气、健脾、养血、安神等功效的药食本草相互组合以代茶饮，即可制作出功能丰富的冬季养生茶。

我们青少年正处于快速生长期，肾气充盈旺盛，通常保证充足的营养与睡眠即足以养肾，多食蔬果、保证饮水即足以养阴生津。然而，身边的父母长辈则因为常年操劳与岁月消磨，难免会有肾气不足之患。让我们来为他们设计制作一款适合冬天饮用的滋阴养肾茶吧！

二、劳动准备

1. 食材准备　药食两用原料由学校统一提供；其他食品原料由学生自备。

2. 辅助材料　一次性手套、无纺布茶包（100mm×150mm）、白卡纸盒（100mm× 100mm×150mm）。

3. 茶具准备　天平、研钵及养生壶、水杯等茶具。

4. 场地　如中医药馆或劳动教育专用教室等。

三、劳动过程

任务一　探究滋阴养肾茶配方

各小组搜集查阅资料，了解常见的冬季养生茶原料及其功效，在此基础上选择 5～8 种药食两用原料进行探究试验（参考小知识 5）。要求最终确定的配方不超过 6 种原料，且其中至少应有 1～2 种原料具有养阴滋阴、补肾益肾的功效。亦可以加入花、果、蜂蜜、冰糖等以丰富其感官性状。

主要探究过程可参考但不拘泥于以下内容。

1. 明确原料的主要功效和最终产品的功能定位。

2. 分别用 100ml 开水冲泡 2g 药食原料，通过观色、闻气、尝味感受其感官性状及可接受度。

3. 将上述原料的浸泡液进行等比例的自由组合，观察其感官性状的变化及可接受度。

4. 经过以上探究确定最终的原料组合配方，并将配料信息填入下表。

滋阴养肾茶配料表（配制总量：100g）

原料名称	用量（g）	色香味等感官性状	主要功效

任务二　设计制作包装盒

各小组在空白的包装纸盒上通过书写与绘画完成小组包装盒设计制作，要求体现以下关键信息：养生茶名称、每袋配料总量（10g）、配料名称、主要功效、制作日期、制作小组名（自命名）。此外，可在包装盒上绘制所用配料中具有滋阴、补肾功效的药材全形或植物外貌（需自行查阅资料）来辅助体现功能特点，也可绘制其他艺术性花纹进行外观装饰。

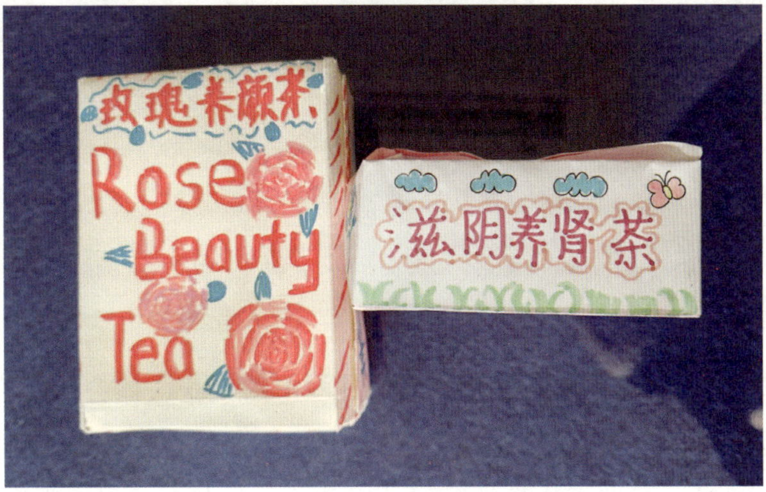

图 118　设计包装盒

任务三　制作滋阴养肾茶

黄精 3g、枸杞 3g、桑椹 3g、玫瑰花 1g。将上述原料一起放入养生壶中，加入 500ml 清水，煮沸即可饮用。

1. 根据本组养生茶配方，分别称量各种原料，较大的原料需要适当研碎，混匀后分装至无纺布茶袋内，共 10 袋，每袋 10g。

2. 在养生壶中加入适量的水，放入 1 袋茶包，加热烧开（或直接在普通茶壶中加入开水），静置 5～10 分钟后品尝饮用。

3. 将本组制作的养生茶包装入包装盒内，集体进行展示评比。

4. 各小组间相互分享品尝滋阴养肾茶，投票评选最佳冬季养生茶与最佳茶盒设计。

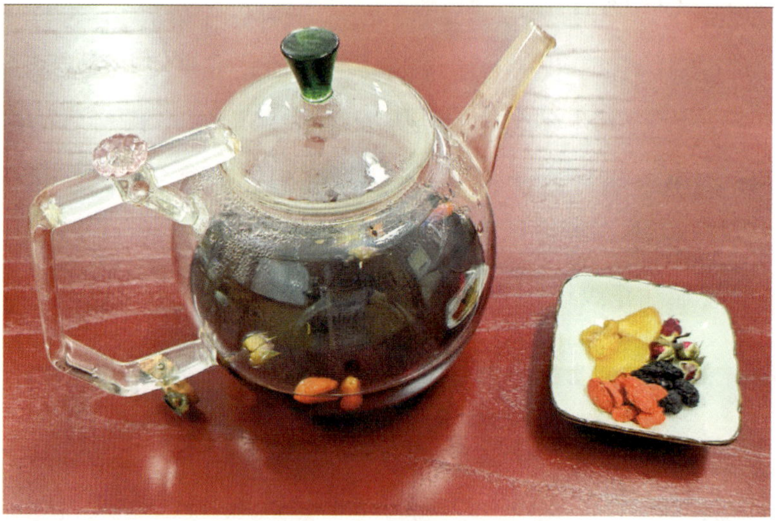

图 119　滋阴养肾茶示例

四、交流与反思

1. 集体交流分享在制作滋阴养肾茶过程中的收获、体会及品尝不同小组作品的感受。

2. 思考讨论一下能否将日常饮用的绿茶与其他药食原料混合配制养生茶，为什么？

五、劳动评价

请根据实际情况，完成下面的评价表。

评级维度	评价标准	自　评	组　评	师　评
劳动观念	能够理解冬季养阴养肾的养生观念			
	乐于探究健康知识，锻炼科学素养			
劳动能力	能通过自学获得冬季养生的相关知识			
	对常见药食原料的功效有基本的了解			
	能够通过主动探究解决关键问题			
	规范操作，协调配合，按时完成制作			
劳动习惯和品质	积极思考，主动学习养生知识			
	探究思路清晰，操作区域整洁			
劳动精神	团结互助，各展所长			
	精益求精，追求卓越			

六、劳动拓展

回家后和父母长辈讨论冬季养生的话题，询问他们冬季养生的经验，向他们科普冬季养生的相关知识和理念。

小知识 17　具有滋补功效的常见药食两用中药

山　药：补脾养胃，生津益肺，补肾涩精。

枸杞子：滋补肝肾，益精明目。

莲　子：补脾止泻，益肾涩精，养心安神。

黄　精：补气养阴，健脾，润肺，益肾。

黑芝麻：补肝肾，益精血，润肠燥。

覆盆子：益肾固精缩尿，养肝明目。

益智仁：暖肾固精缩尿，温脾止泻。

桑　椹：滋阴养血，生津，润肠。

铁皮石斛：益胃生津，滋阴清热。

玉　竹：养阴润燥，生津止渴。

西洋参：补气养阴，清热生津。

百　合：养阴润肺，清心安神。

人　参：大补元气，补脾益肺，生津养血，安神益智。

黄　芪：补气升阳，固表止汗，利水消肿，生津养血。

灵　芝：补气安神，止咳平喘。

龙眼肉：补益心脾，养血安神。

大　枣：补中益气，养血安神。

小知识18　日常饮用茶叶的商品种类

商品茶叶的种类主要依据加工方式及发酵程度进行划分。

1. 绿茶　不发酵茶。鲜叶采摘后经高温工艺迅速灭活其中酶类，茶多酚含量最高。代表茶如西湖龙井、洞庭碧螺春、六安瓜片、黄山毛峰等。

2. 白茶　微发酵，工艺简单，对茶多酚含量影响较小。代表茶如白毫银针、白牡丹等。

3. 黄茶　轻发酵，“闷”黄工艺，产量较少。通过湿热与干热交替作用使茶叶变黄，茶多酚部分氧化。代表茶如君山银针、温州黄汤、霍山黄芽等。

4. 青茶　半发酵，也称作乌龙茶。通过做青工艺进行半发酵。代表茶如安溪铁观音、凤凰单丛、武夷岩茶、台湾冻顶乌龙等。

5. 红茶　全发酵。通过揉捻、发酵过程使大部分茶多酚氧化为茶黄素、茶红素和茶褐素等。代表茶如祁门红茶、正山小种、金骏眉等。

6. 黑茶　后发酵。通过生产时的渥堆发酵、加工发酵及出厂后的储存发酵促进茶黄素、茶红素和茶褐素的形成，由于有微生物参与发酵的过程而形成独特的风味和茶色。代表茶如云南普洱、六堡茶、安化黑茶等。

项目三 ▶ 学练颈部保健操

一、劳动情境

现代社会，随着工业化水平的大幅度提高及手机、电脑的广泛应用，人们的体力活动正日益减少，长时间的久坐行为与随之而来的慢性病风险正在成为整个社会的流行趋势。

作为中学生的我们，学习压力日益增大。每天的日常，不是在学习，就是在去学习的路上。久坐于一室，埋首于书间，如果不注意适当休息和颈部锻炼，很容易就会出现肩颈酸痛不适的问题，长此以往，颈椎病就会不请自来。

今天，让我们一起来评估一下自己颈部的健康状态，学练一套颈部保健操，帮助我们呵护疲劳的颈肌，恢复颈椎的活力吧！

二、劳动准备

场地　教室、操场等集体活动场地。

三、劳动过程

任务一　了解颈部健康相关知识

1. 课前通过查阅资料和观看相关视频了解颈部健康的相关基础知识、青少年颈椎病的发病情况及其相关影响因素。

2. 课上进行讨论交流。

任务二　自我评估颈部健康

1. 同学两人一组，自我评估一下是否存在颈部健康相关问题。

2. 按下表的评估项目进行颈部动作与症状评估，并根据实际情况进行选择。注意做颈部动作时应该缓慢柔和，避免突然用力。

3. 评估完成后，集体统计一下全班同学的颈部健康总评优秀、尚可与较差同学所占的百分比。

颈部健康自我评估表

评估项目	评估指标	是否符合	颈部健康总评
低头	下巴可以碰触到胸骨	是 否	优秀（否项 = 0） 尚可（否项 = 1～2） 不佳（否项＞2）
仰头	脸可以与天花板平行	是 否	
左右偏头	两侧偏转角度对称 头颈与水平线夹角接近 35°	是 否	
左右转头	下巴可以对正锁骨中点	是 否	
相关症状	做上述动作时没有疼痛不适	是 否	
	平时没有或偶尔有颈肩酸胀、疼痛	是 否	
	平时没有手麻、胳膊痛、头晕、步态不稳等症状	是 否	

任务三　学练颈部保健操

在教师的示范指导下，习练颈部保健操。并在每日的课间或放学后安排固定时间进行颈部放松与锻炼。每日 2～3 次。注意动作宜舒缓、轻柔，不可过度用力。基本动作如下。

预备势：取站姿，双脚打开，与肩同宽，双手叉腰。

1. 双掌擦颈　用左手掌来回摩擦后颈部 4 次，捏按后颈 4 次，共 8 拍；换右手，同法操作 8 拍。重复 1 组。捏按动作要轻柔和缓，力度要持续渗透。

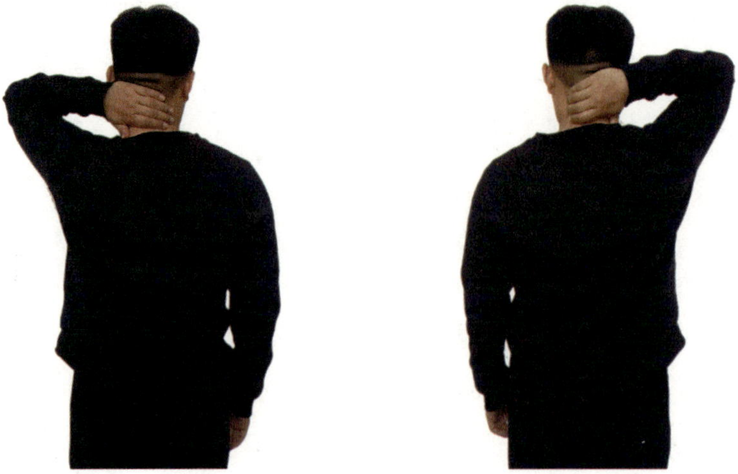

图 120　双掌擦颈

2. 左顾右盼　头向左转 90°，停留数秒，恢复正位，共 8 拍；再向右转，同法操作 8 拍。重复 1 组。

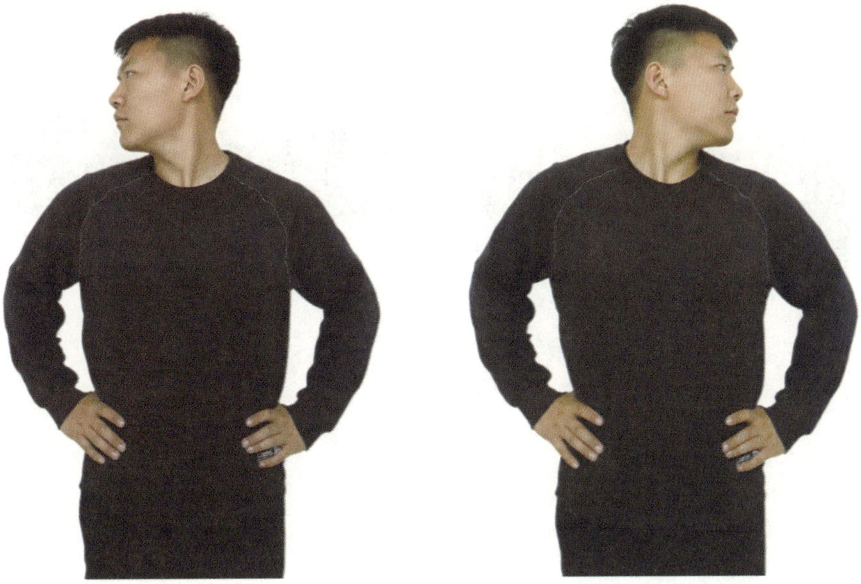

图 121　左顾右盼

3. 前后点头　颈尽量前伸低头，停留数秒，恢复正位，共 8 拍。再尽量后仰，同法操作 8 拍。重复 1 组。

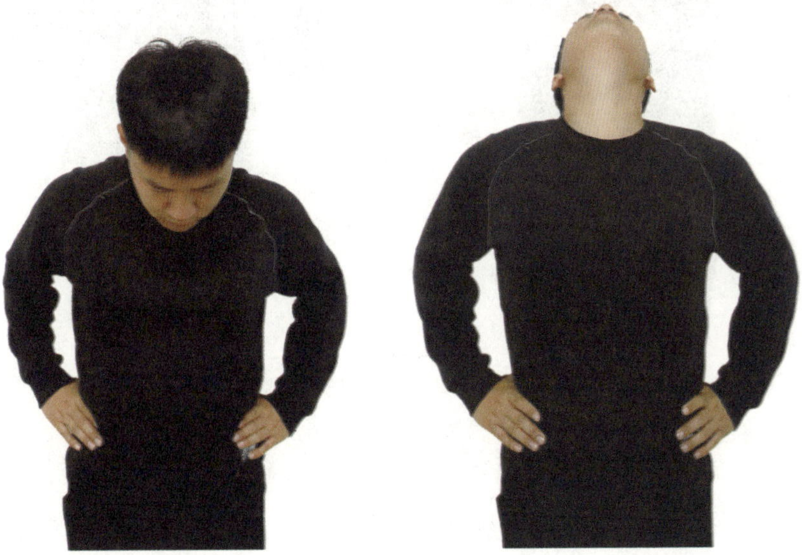

图 122　前后点头

4. 旋肩舒颈 双手放在肩部，掌心向下，两臂先由后向前旋转8次，共8拍；再由前向后旋转8次。重复1组。

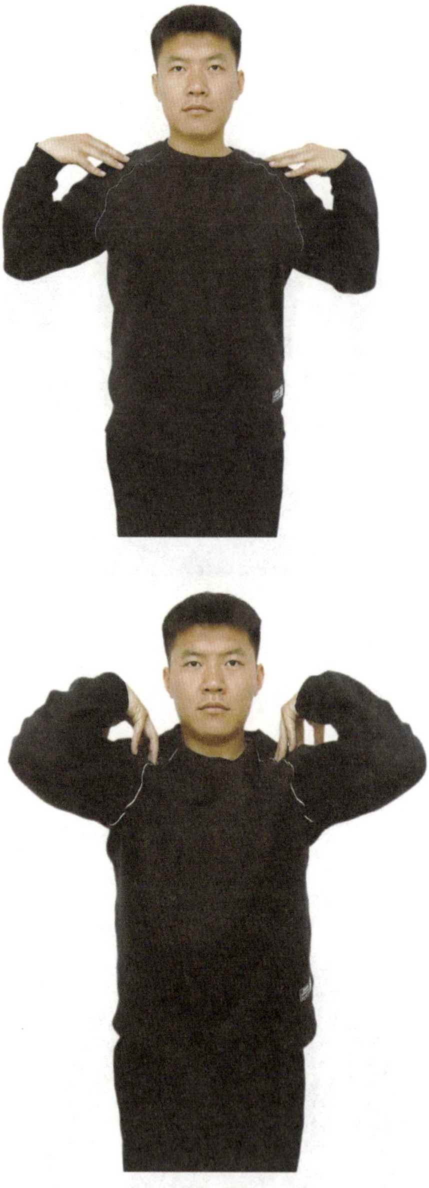

图123 旋肩舒颈

5. 颈项争力 左手放在背后，右手手臂放在胸前，手掌立起向左平行推出，同时头部向右看，保持数秒，恢复正位，共8拍。再换左右手，同法操作8拍。重复1组。

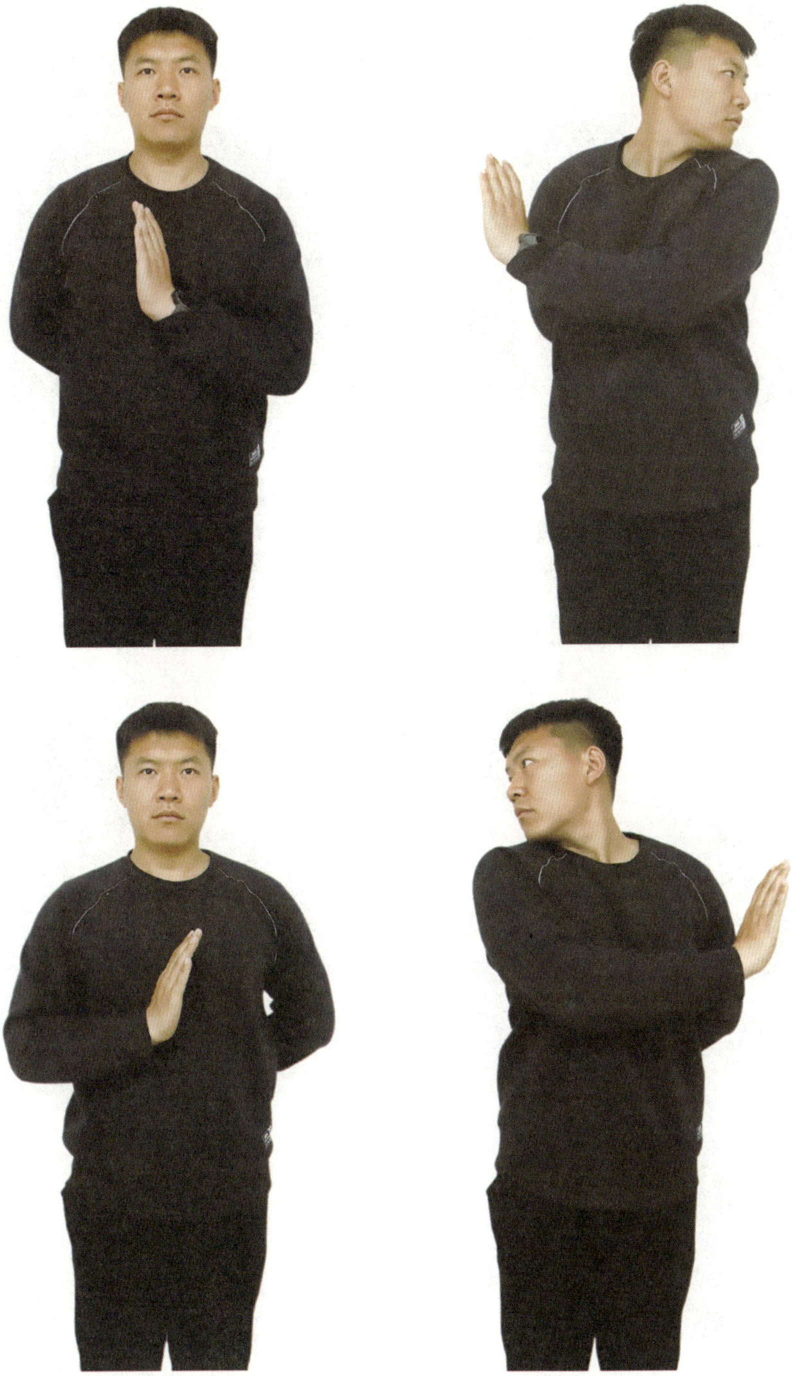

图 124　颈项争力

6. 摇头晃脑　左上右下，顺时针 360° 旋转头部，共 2 次，8 拍；再反方向旋转 2 次，8 拍。重复 1 组。

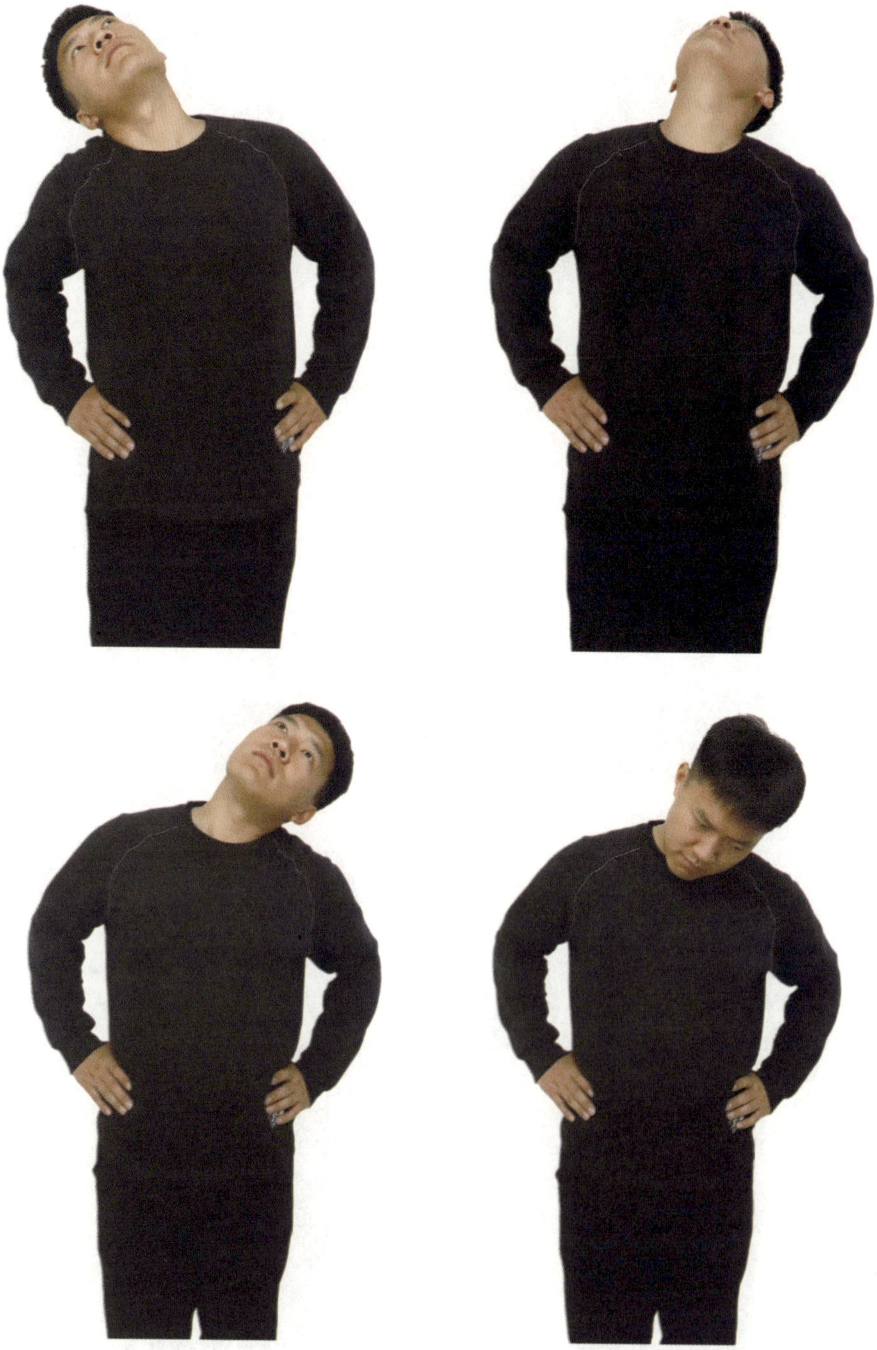

图 125　摇头晃脑

7. 头手相抗　双手交叉紧贴颈后，用力顶头颈，头颈向后用力，然后放松，共 4 次，8 拍。重复 3 组。

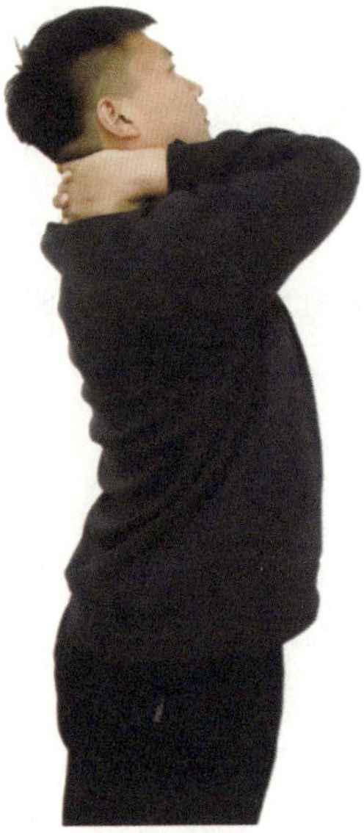

图 126 头手相抗

8. 仰头望掌 双手上举过头，手指交叉，掌心向上，将头扬起向上看手背，保持数秒，恢复原位，共 8 拍。重复 3 组。

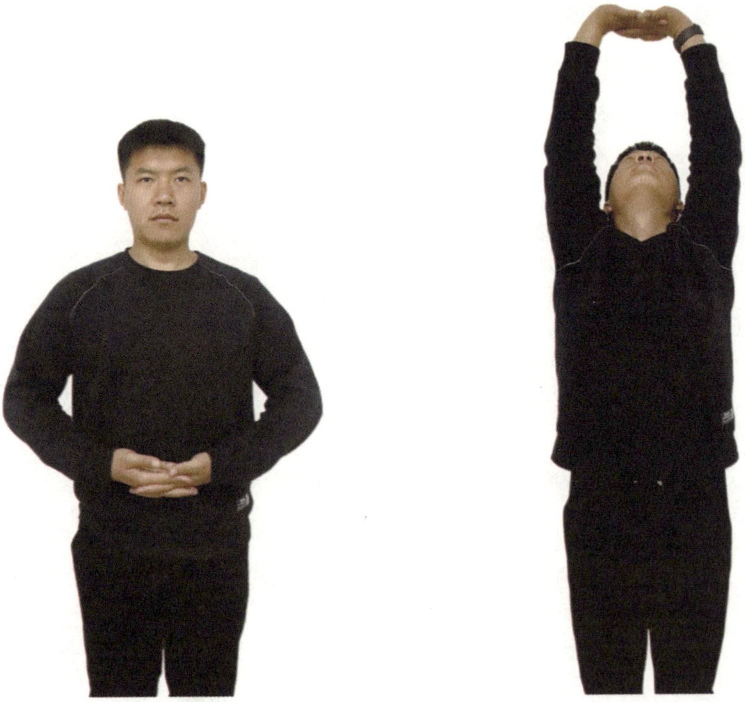

图 127 仰头望掌

四、交流与反思

1. 集体交流同学们的颈椎评估状况，公布全班同学的颈部健康总评优秀、尚可与较差同学所占的百分比。

2. 讨论一下影响颈部健康的主要因素有哪些。日常学习生活中应该采用哪些方法预防颈椎病。

五、劳动评价

请根据实际情况，完成下面的评价表。

评级维度	评价标准	自　评	组　评	师　评
劳动观念	懂得保持颈部健康的重要性			
	乐于学习健康知识与保健方法			
劳动能力	具备颈部保健意识及相关知识			
	准确评估自己的颈部健康状况			
	准确掌握颈部保健操的动作要领			
劳动习惯和品质	认真预习了解颈部健康知识			
	提前熟悉动作要点			
	认真观察示教，细心体会动作要领			
劳动精神	认真严谨，自觉自律			
	不怕挫折，不断进步			

六、劳动拓展

回到家里询问一下父母长辈，看他们是否也有颈肩酸痛或其他的颈部相关症状，带领他们一起练习颈部保健操。

小知识 19　关注颈部健康

青少年正处于生长发育期，也是为今后的人生打下良好身体基础的关键时期。这一时期形成的不良习惯常常会伴随一生，也会长期影响身体的健康。现代社会，随着手机、电脑的普及与广泛应用，人们越来越多地处于低头弯颈的生活与工作状态，因而导致患颈椎病的人群不断增长，中国近年的颈椎病发病率已经超过17%，而且发病年龄也明显呈年轻化趋势。近年的研究表明，我国初中生存在颈肩疼痛等颈椎亚健康状况者超过60%，高中生则超过70%，提醒我们应该高度关注自身的颈部健康问题，在日常学习中避免低头久坐与不良坐姿，增加颈部与身体活动，延缓颈椎病的发生。

项目四▶中医体验：艾灸

一、劳动情境

针法与灸法是传统中医药最具特色也是最广为人知的祛病疗法，二者合称针灸，已被列入国家级非物质文化遗产名录。灸法中最常应用的是艾灸。那么艾灸究竟是怎么做的呢？又能够在疾病治疗与健康调理中发挥哪些作用呢？它的理论基础又是什么？

带着这些问题，让我们一起走进中医院，观摩了解中医艾灸的诊疗过程，学习制作艾绒与艾条，探访患者艾灸的感受与疗效，增加对中医疗法的认知与了解吧！

二、劳动准备

1. 搜集资料　查找阅读背景资料，了解艾灸的基础知识。

2. 活动规划　提前和中医院预约、商定参观时间、参观流程和体验内容，邀请中医院医生进行现场讲解、操作示范与指导。

3. 材料准备　请中医院帮助准备艾绒、艾条制作所需的艾叶原料、石臼、筛网、绵纸、胶水、艾条模具及木质卷艾器等。

三、劳动过程

任务一　课前了解艾灸基础知识

1. 自行查询与阅读艾灸的相关知识，了解艾灸是什么，艾灸通常用来治疗哪些中医病证。

2. 观看中央电视台制作的科普栏目《中华医药》“艾灸的操作方法和功效”。

任务二　实地参观，了解中医的常规诊疗过程

在中医院接待人员的指引下按顺序参观各科室，聆听讲解，了解各科室的工作分工和中医接诊患者的主要流程与常规诊疗方法。

任务三　观摩艾灸治疗过程

1. 参观艾灸诊室，聆听医师介绍艾灸的基本原理和功效、操作方法和注意事项。

2. 观摩医师为患者进行艾灸治疗的完整过程，了解医师如何根据患者的具体情况选择合适的穴位进行艾灸。

3. 与医生交流艾灸治疗的常见适应证和禁忌证；询问医生艾灸治疗的效果和可能的副作用；了解艾灸治疗在中医临床中的地位和作用。

4. 现场访问患者，询问患者艾灸时的感受以及艾灸的疗效、费用、满意度等。

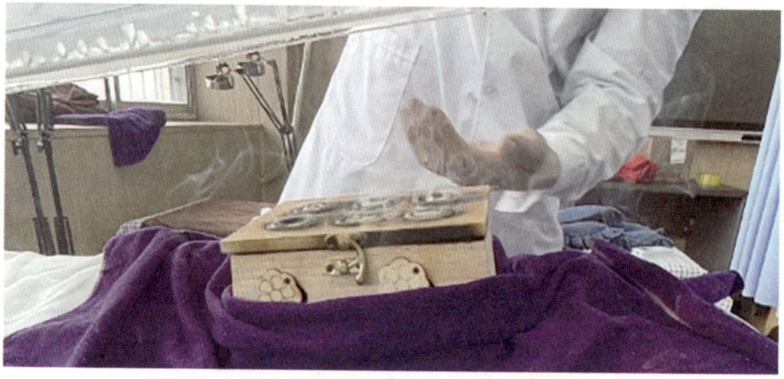

图 128　医生用艾灸盒进行艾灸治疗

任务四　体验制作艾绒、艾条

由中医师现场讲解艾绒及艾条制作步骤，并进行示范操作，同学认真观摩学习后按以下步骤分组制作艾绒与艾条，注意佩戴口罩以防吸入粉尘。

1. 将艾叶中混杂的枝梗挑出，只保留艾叶。然后将艾叶放入石臼中反复捶捣，至其露出纤维而成绒状。

2. 将捣好的艾叶放在筛网中过筛，以去除其中的颗粒和杂质，即得到艾绒。

3. 利用模具制作艾条。选择合适直径的模具管，将卷纸卷成一个纸筒置于模具内，在纸筒中加入艾绒，装满，压实，小心取出纸筒，用胶水粘好艾条边缘即可。

4. 利用木质卷艾器制作艾条。准备好卷艾器，卷棍位于最高端，先放入卷纸，然后放入适量艾绒充满卷纸槽，用手压实，两手向下转动卷棍使卷纸包裹住艾绒，继续转动至距卷纸边缘约 1cm 处，在边缘涂抹胶水，继续转动到卷艾器最低端，从下方取出艾条。

四、交流与反思

1. 观摩艾灸后集体讨论交流，分享学习收获和体会，总结归纳艾灸在中医临床治疗中的意义。

2. 讨论一下艾灸中艾的作用，可以用其他本草药物替代艾吗？

3. 各小组分享一下制作艾绒和艾条的经验，怎样能做得更快更好？

五、劳动评价

请根据实际情况，完成下面的评价表。

评级维度	评价标准	自　评	组　评	师　评
劳动观念	理解中医诊疗的基本理念与艾灸等方法在中医临床中的重要作用			
	尊重医生的专业劳动，感悟医生治病救人的使命感与自豪感			

续表

评级维度	评价标准	自　评	组　评	师　评
劳动能力	对中医院的常见科室有基本认知			
	了解中医诊疗的常用手段			
	了解艾灸的基础知识与基本操作流程			
	基本掌握艾绒、艾条的制作方法			
劳动习惯及品质	认真观摩艾灸过程，主动提问探究			
	有序参观，遵守参观纪律			
	动手实操时认真仔细，相互学习			
	操作完毕主动收纳器具，整理台面			
劳动精神	积极主动，严谨认真			
	乐于学习，求知欲强			

六、劳动拓展

拓展 1：根据自己参观中医院的体会撰写一篇小论文，阐述自己对中医艾灸或其他诊疗手段的认识和看法。

拓展 2：调查一下，艾在日常生活中还有哪些应用？

重要提示：艾灸属于医疗行为，操作不当有烫伤风险，且长期吸入艾烟对健康有害，故不宜自行在家中尝试。

劳动周

中医药技术方法展览会

在浩瀚的中华文明长河中，中医药犹如一颗璀璨的明珠，闪耀着迷人的光彩。它不仅是一种医疗技术，也是一个深邃的文化体系，传承着中华民族五千载的生命健康智慧与天人相应、和谐共生的文化理念。

随着科技的进步和全球化的趋势，中医药正迎来前所未有的发展机遇。同学们在初二阶段的本草生活课程中已经初步了解了传统中医药的诊疗技术、方法及其在日常生活与临床医疗中的应用。本次中医药技术方法展览会则是在这一基础上的进一步拓展，旨在通过参观学习及主题展览加深理解，并向广大同学和民众科普宣传常见的中医药技术方法及其在健康保障领域的重要价值，共同探索中医药技术的现代应用与发展方向。

在本次劳动周中，我们将首先通过参观中医药博物馆深入了解中医药文化的历史发展脉络及其对疾病、健康认识的核心理念，然后在中医院现场调研征求临床专家对本次中医药技术方法展览会的意见建议和技术指导，针对中医药临床常用的诊、砭、角、针、灸、药、导引、按跷等技术方法设置主题展区，分组进行展示材料与实物搜集、展区展板设计与布置，最终集体完成展览展示与互动体验活动，将 AI、VR 等现代科技与中医药传统智慧相结合，帮助同学们和参观者更好地理解和应用中医药技术，深入领略中医药文化的博大精深和独特魅力。

现在，让我们携手并肩，一起开启这段精彩纷呈的中医药探索之旅吧！

项目一▶参观中医药博物馆

一、劳动情境

中医药博物馆是集中展示中医药历史文物及传统医药文化的场所，也是值得我们中学生参观学习的地方。为了筹办我们自己的中医药技术方法展览会，同学们需要积累更多的中医药知识和技能，进一步加深对传统中医药文化的理解和认识。今天就让我们化身小侦探，来探寻这座中医药的宝藏，寻找埋藏在历史长河里的健康密码和文化瑰宝吧！

二、劳动准备

1. 搜集资料　查阅资料，可登录国家中医药博物馆云参观官网网址（https://www.nmtcm.cn），浏览道地药材展厅（https://www.nmtcm.cn/medicine/index.html）、文物典藏藏品（https://www.nmtcm.cn/collection1.html）、“智慧之光”中医药文化展（https://www.nmtcm.cn/zhihuizhiguang/hzruntime/main.html?cfg=index）等。

2. 预约参观　提前预约当地中医药博物馆的门票，安排好参观车辆。

3. 观察工具　准备好相机或手机等拍照、记录设备，自备饮用水等个人自用物品。

4. 设置奖项　准备一些有奖寻宝小游戏，如预先提供一些文物局部图像或文化线索，同学寻到宝藏后可以获得奖品，增强参观趣味性。

三、劳动过程

任务一　实地参观本地中医药博物馆

1. 组织全体同学现场参观本地的中医药博物馆，聆听专业讲解，了解传统中医药的历史、文化及发展历程，记录重要的本地出土文物和历史名医，填写下表。

本地出土文物及年代					
本地历史名医及年代					

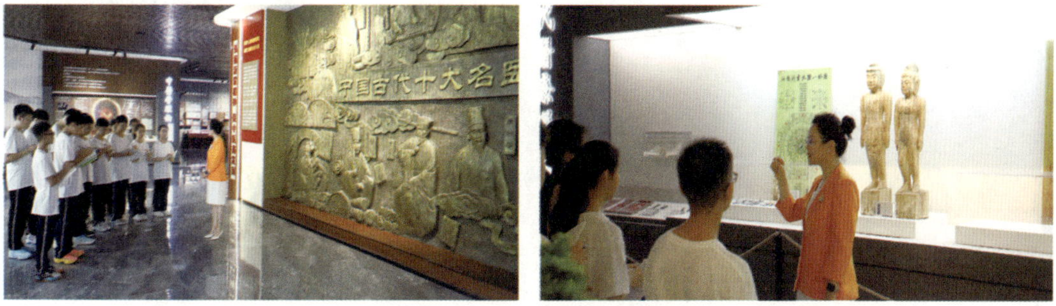

图 129　参观中医药博物馆

2. 每个同学在参观前随机发给一条寻宝线索，在参观后统一为完成寻宝小游戏的同学颁发奖品。

任务二　云参观国家中医药博物馆

全体同学自行在课外通过电脑访问国家中医药博物馆的网上展馆，参观浏览以下主题展区。

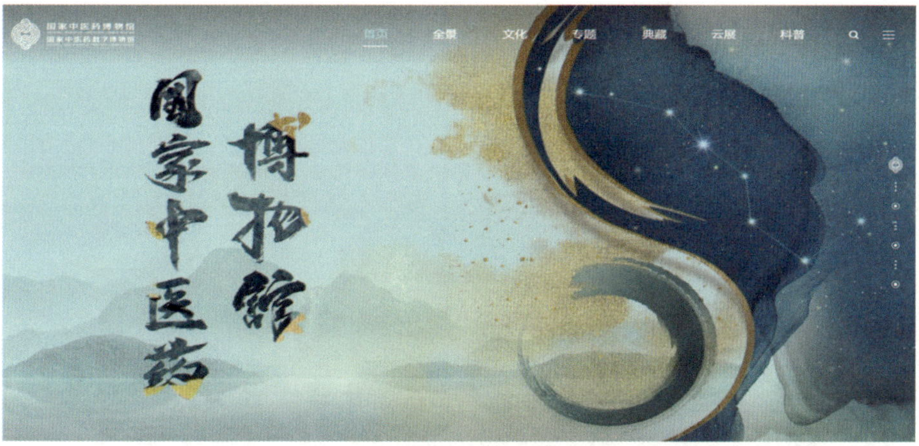

图 130　国家中药博物馆网上展馆

1. 道地本草数字展厅　了解东北、西北、西南、华中、华南等地区的主要道地药材品种及其形态特征。每个区域各选择 3 种道地药材的名称填入下表中。

	东北地区	西北地区	西南地区	华中地区	华南地区
道地药材 1					
道地药材 2					
道地药材 3					

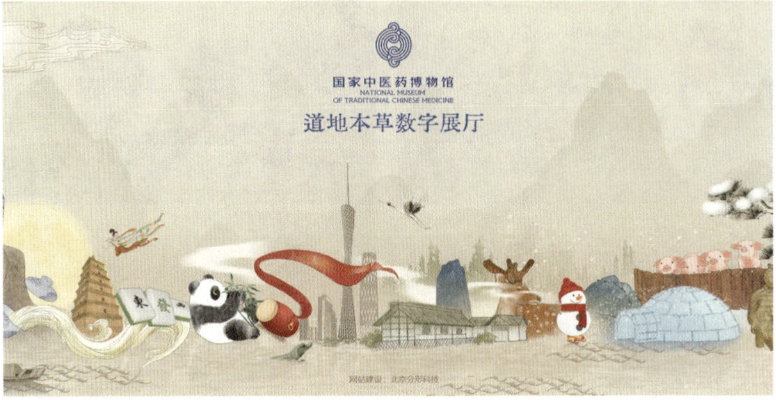

图 131　道地本草数字展厅

2. 典藏文物藏品　了解内经图、砭石和骨针、钧瓷拔火罐、针灸铜人、仿药葫芦、戥子、铜药臼等重要文物的年代和主要用途。选择 5 种文物填入下表中。

文物名称					
历史年代					
主要用途					

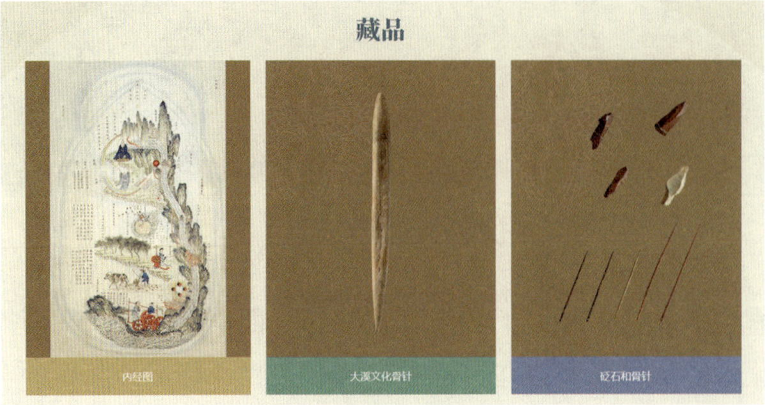

图 132　藏品展示

3. “智慧之光”中医药文化展　了解我国中医药的历史起源、医药思想、经典古籍、医药器具、本草方药以及现代中医药的守正创新、走向世界等主要内容。参观后选择其中的代表性例子填入下表。

	医药思想	经典古籍	重要人物	经典方药	现代药物
代表 1					
代表 2					
代表 3					
代表 4					
代表 5					

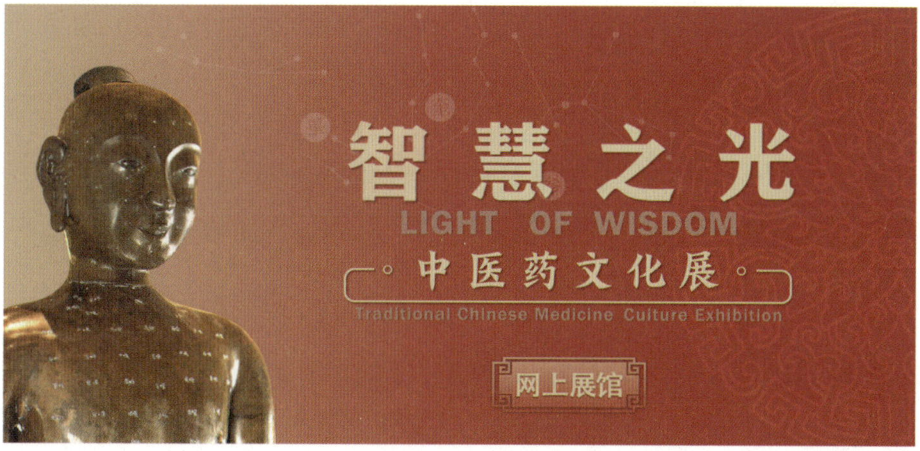

图 133　“智慧之光”中医药文化展

四、交流与反思

1. 交流讨论在博物馆中哪些展品或信息最吸引我们。
2. 说一说通过这次参观对中医药文化知识有了哪些新的理解认识。

五、劳动评价

请根据实际情况，完成下面的评价表。

评级维度	评价标准	自　评	组　评	师　评
劳动观念	乐于学习中医药知识，对参观充满热情			
	对民族传统文化具有认同感与自豪感			
劳动能力	善于观察，高效获得中医药信息和知识			
	勤于思考，有主动探究意识			
劳动习惯和品质	乐于交流分享，具备良好协作精神			
	专注而耐心，对活动充满兴趣			
	遵守参观纪律，不做与活动无关的事			
	认真完成任务，有强烈的责任心			
劳动精神	主动参与活动，积极寻找学习机会			
	不怕困难和挫折，勇于承担责任			

六、活动拓展

拓展 1：给家里人讲一下在中医药博物馆参观看到的文物和自己的收获。

拓展 2：以博物馆里的某件文物或文化题材为线索做一个小文创。

项目二▶中医院现场调研

一、劳动情境

与中医药博物馆不同，中医院是中医药科学技术和方法集中应用于疾病的诊断与治疗的专业场所，虽然同学们在本草生活的中医体验模块中已经学习体验了一些常见的中医药诊疗方法，但只有在中医院里我们才能观察体验到这些技术方法的规范操作以及它们在治病救人的临床实践中的真正价值。

为了能在我们的展览会中展示出中医药技术方法与文化的精髓，让我们一起走进中医院，亲身感受中医药诊疗的真实场景，聆听医师专家们对展览会的意见建议，邀请他们亲临我们的展览会现场进行专业指导。

二、劳动准备

1. 活动设想　提前集体讨论中医药技术方法展览会的主要设想，列出活动大纲。

2. 汇报方案　推选一位同学作为代表在中医院座谈会上汇报活动设想。

3. 沟通预约　与中医院的相关部门取得联系，预约参观时间与活动程序。

4. 分组合作　按照展览会的八大主题进行小组分工，每个小组负责一个主题：诊法（望闻问切）、砭法（刮痧）、角法（拔罐）、针法（针刺）、灸法（艾灸）、药法（内服、外用）、导引法（五禽戏、八段锦）、按蹻法（推拿）。各小组根据本组调研任务确定参观、交流和调研计划。若需专家支持，提前准备好本组专家顾问聘书。

三、劳动过程

任务一　现场观摩中医药诊疗技术与方法

通过事先沟通协调，组织全体同学参观当地中医院的主要科室，聆听专业讲解，认真观摩、了解中医药常用技术方法的标准操作规程及临床应用范围，各小组重点关注本组主题内容及相关科室，做好记录。对于不清楚的问题及时向医师请教咨询。

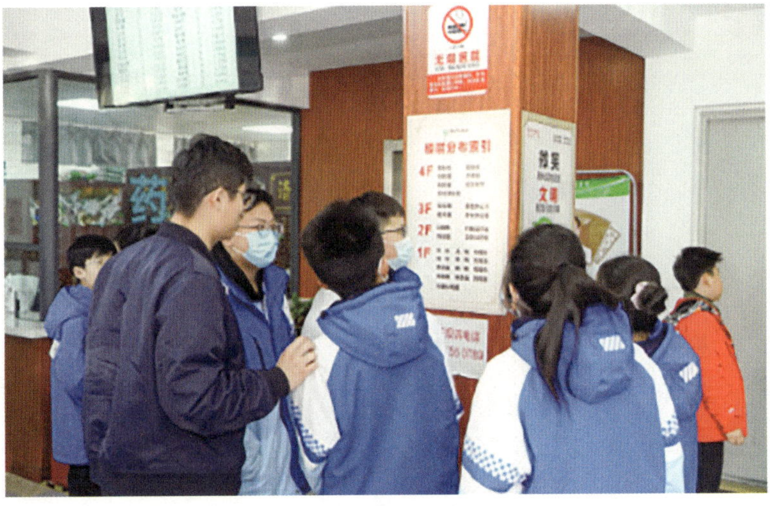

图134　参观当地中医院

任务二　专家座谈定方案

与中医院的专家、医师进行座谈，介绍在校内开展中医药技术方法展览会的初步设想与方案，就展览会的八大主题内容及基本程序认真听取专家意见和建议，商定展览会的主要程序事项及展览会场的基本排布规划。

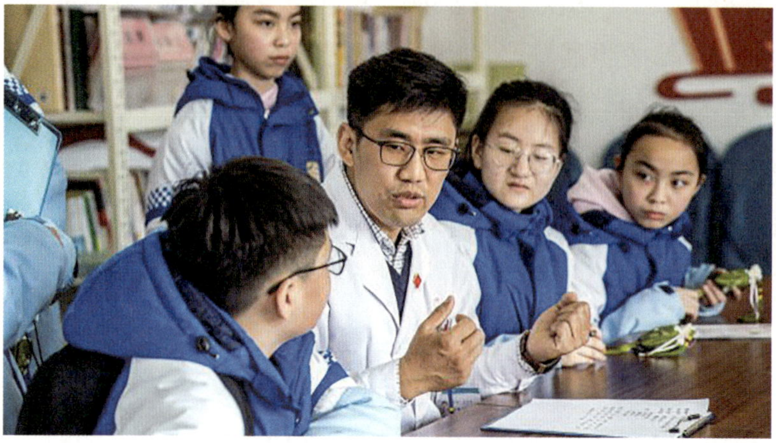

图 135　专家座谈

任务三　聘请专家顾问

邀请各专业领域的中医师届时到展览会进行现场指导，商定展览会的具体日期和专家负责的现场指导内容及专业指导流程，各小组为医师专家颁发专家顾问聘书。

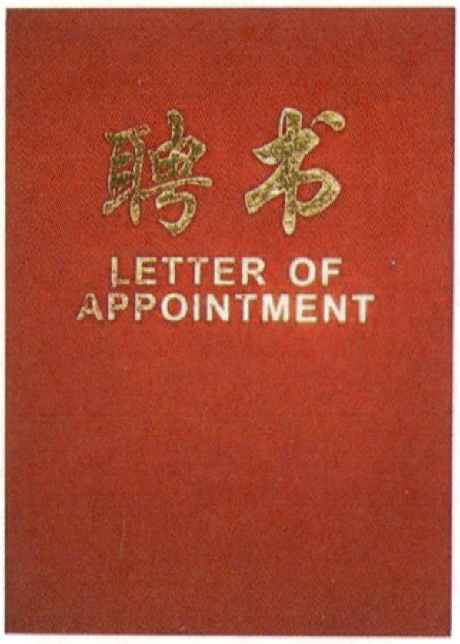

图 136　专家聘书

任务四　完成调研报告

各小组根据调研结果完成简要调研报告，内容应该包括本次活动的调研内容及主要收获，本小组对于即将承担的主题展览的主要构想及展览展示思路。

四、交流与反思

1. 集体交流讨论本次参观调研取得的主要收获和体会，说一说中医院中有哪些令人印象深刻的人物、技术或场景。

2. 谈一谈对于办好本次中医药技术方法展览会有哪些好的建议或意见。

五、劳动评价

请根据实际情况，完成下面的评价表。

评级维度	评价标准	自　评	组　评	师　评
劳动观念	愿意了解中医院，积极参与调研活动			
	对中医药技术的重要价值有基本认识			
劳动能力	对于调研目标及调研任务具有明确认识			
	高效获取信息，高质量完成小组任务			
劳动习惯和品质	参观过程中主动进行提问交流			
	认真观察，积极思考，善于发现问题			
	同学间相互学习、密切配合、共同进步			
劳动精神	勤学好问，责任心强			
	不畏挑战，知难而进			

六、活动拓展

拓展 1：和父母家人讨论一下中医药诊疗技术的应用以及他们对于中医的看法。

拓展 2：向父母介绍一下学校中医药技术方法展览会的主要设想和本小组负责的展览主题，征求一下他们的意见建议。

项目三▶主题展区设计

一、劳动情境

本次中医药技术方法展览会按展览主题设置八大展区，分别为诊法（望闻问切）、砭法（刮痧）、角法（拔罐）、针法（针刺）、灸法（艾灸）、药法（内服、外用）、导引法（五禽戏、八段锦）、按跷法（推拿）。

全班同学按展会主题分为八个小组，每个小组将负责一个展区的展览展示。请大家发挥集体智慧，设计独具特色的主题展区吧！

二、劳动准备

1. 场地规划　确定展览会场地及各小组展区的具体位置和形状、面积。

2. 展区设计　准备好各小组展区的平面图用于设计规划与小组讨论。

3. 确定展品　商讨确定获得相关展示资料、实物、文创、美食等展品的主要途径。

三、劳动过程

任务一　调研、收集展览展示资料、实物

各小组成员进行分工调研，按照本组负责的主题进行资料与实物收集，文字、图片与视频资料可以通过查阅图书馆与网络进行搜集整理，生活中相关的中医药图书、器具、药物等实物可以从各小组成员家庭中暂借，文创、茶叶、美食、小吃等可以自制或通过线上、线下渠道购买。

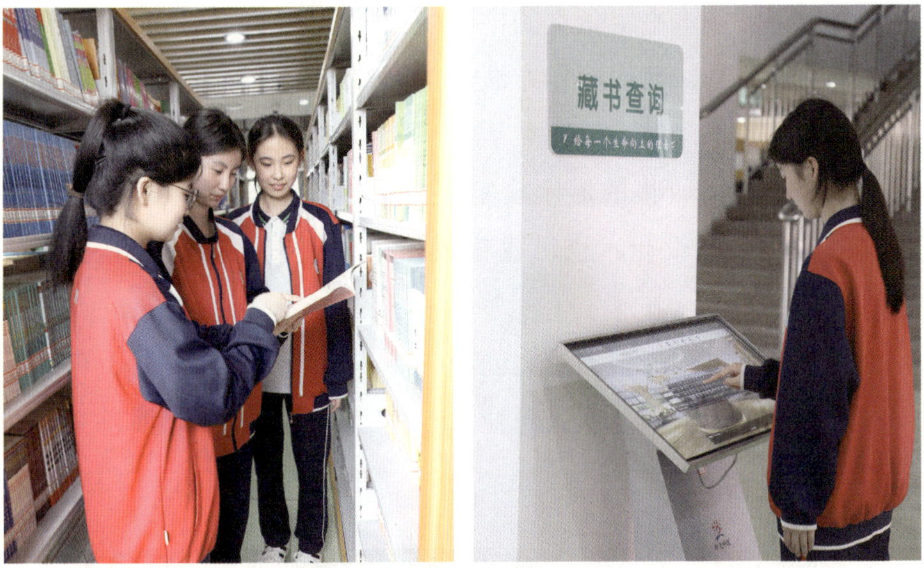

图 137　在图书馆查阅书籍资料

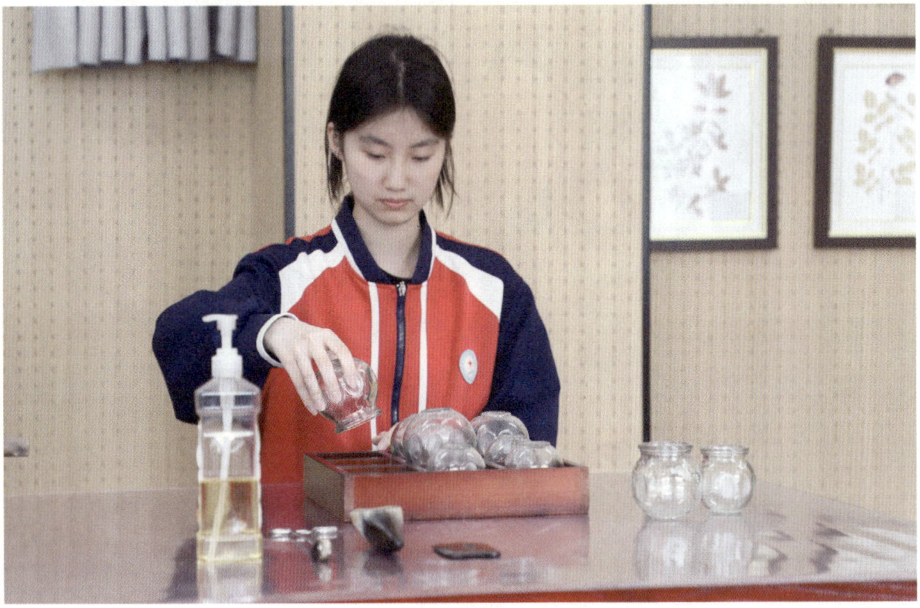

图 138　整理中医药器具

任务二　规划设计展区与展示、体验内容

各小组按照本组主题及展区面积、形状规划展区的具体设置方案，展区中至少应该包括展板展示区、实物展示区与互动体验区三个部分，展板设计

展示的内容应该覆盖本小组负责的中医药技术主题的发展历史、重要古籍与人物、主要应用器具、现代操作方法、主要临床与保健应用，以及最新的研究成果等。

采用电脑软件对收集的展示资料进行编辑排版与图文美化，完成展板与宣传页的电子版面设计。也可收集或拍摄、制作视频资料用于现场辅助展示。

可准备一些与中医药相关的文创纪念品、小吃、美食等用于有奖问答或互动。可准备特色的本草茶饮供观众品尝体验。预先设计好演讲文稿、问答题目及互动体验内容。

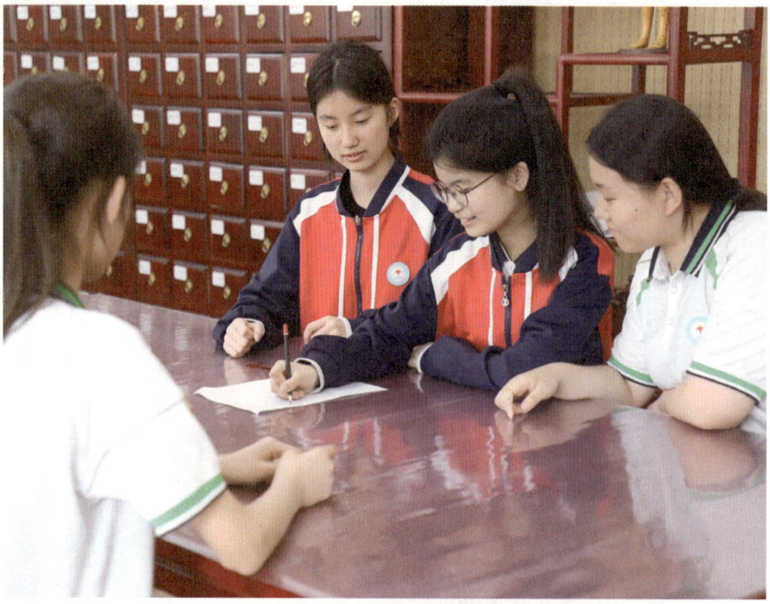

图139 小组讨论

任务三　完成主题展览设计方案

小组成员经过充分沟通、交流和前期准备，最终确定并提交小组的展览设计方案，内容应包括展览主题、主要展示内容、展区规划布局、实物展品品名及数量、互动体验内容、形式及流程等。

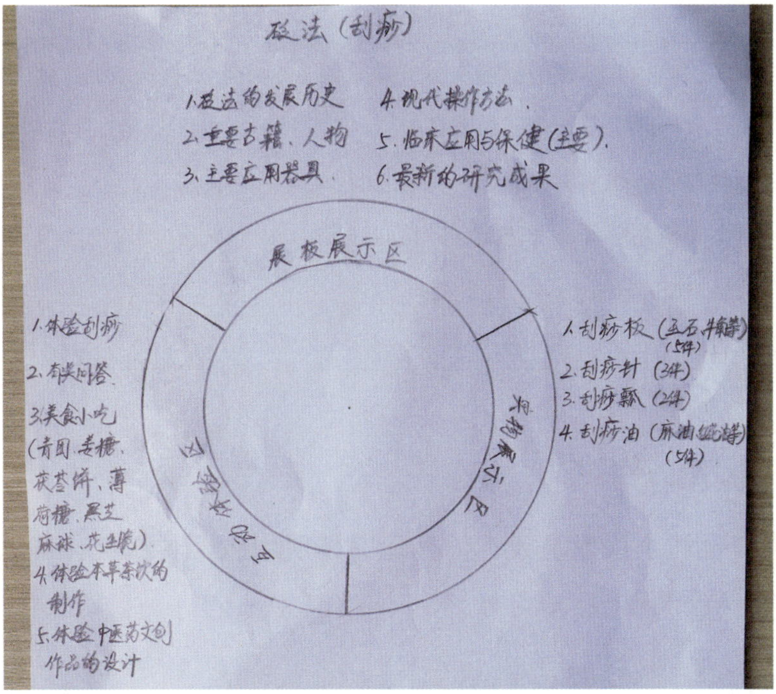

图 140　小组讨论的展区规划图示例

四、交流与反思

1. 集体交流讨论在主题展览设计过程中遇到的主要问题及经验、心得。
2. 谈一谈自己在完成本次主题展览设计的过程中取得了哪些收获。

五、劳动评价

请根据实际情况，完成下面的评价表。

评级维度	评价标准	自　评	组　评	师　评
劳动观念	喜欢中医药文化，对展示设计感兴趣			
	有创新性思维，乐于接受挑战			
劳动能力	对小组展览主题及相关中医药技术方法有较为完整的认识与了解			
	目标明确，思路清晰，高效完成小组任务			

续表

评级维度	评价标准	自　评	组　评	师　评
劳动习惯和品质	积极参与展览设计与展品准备			
	资料与展品准备认真细致，考虑全面			
	同学间相互学习、密切配合、共同进步			
劳动精神	勤恳耐心，不怕困难，不抱怨			
	勇于承担责任，善于解决问题			

六、活动拓展

尝试为自己和小组成员设计一套能够体现中医药传统文化的服饰用于展览会当日的着装展示。

项目四▶主题展区布置

一、劳动情境

同学们，你们有没有想过自己设计的中医药展区能够吸引成群的参观者驻足欣赏、排队体验？你们能想象到自己的爸爸妈妈作为观众来到展区时脸上会带有怎样的惊讶表情吗？今天，让我们亲手打造一个属于自己的梦想展区吧！这不仅是对我们创造力的挑战，也是展现我们团队精神和艺术品位的绝佳机会。

二、劳动准备

1. 展示器材　准备展架、展柜、展台等展示器材，用于展板及实物展品展示。

2. 展览及体验用品　准备图书、器具、药物、美食、茶包、文创等实物展览及互动体验用品。

3. 装饰用品　准备气球、拉花、彩带、假花或盆栽等展区装饰用品。

4. 展示设备　若条件允许，可以准备电脑、广告机、VR 眼镜等数码展示体验设备。

三、劳动过程

任务一　制作展板与宣传页

预先确定展板与宣传页的尺寸，将小组设计好的电子版展板与宣传页委托彩印店进行海报与宣传单印刷制作。

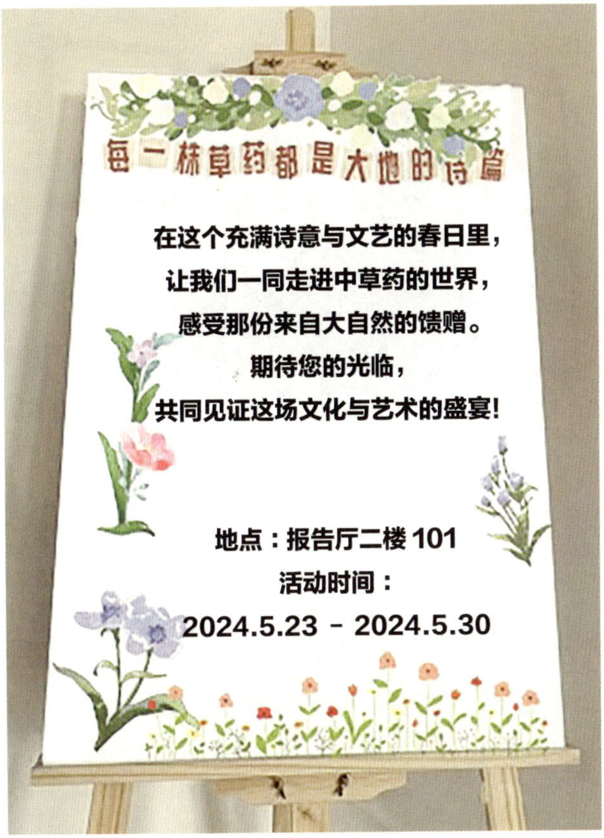
每一株草药都是大地的诗篇
在这个充满诗意与文艺的春日里，
让我们一同走进中草药的世界，
感受那份来自大自然的馈赠。
期待您的光临，
共同见证这场文化与艺术的盛宴！
地点：报告厅二楼 101
活动时间：
2024.5.23 – 2024.5.30

图 141　展览会广告展板示例

任务二　布置展区

1. 根据本组所分配的展示空间情况确定采用立地展示还是壁挂展示方案，

采购展示所需的辅助器材（如易拉宝或固定展板）并完成展板位置摆放。

2. 图书、器具、药物、文创等实物采用展台或展柜形式进行摆放展示；若条件允许，可考虑租用广告机或使用个人电脑进行视频展示，也可将 AI、VR 等现代信息技术应用于内容展示和互动体验中。

3. 互动体验区要保留足够的空间进行现场操作，同时为专家顾问设置专业咨询或体验区。

4. 采用适当的辅助材料或方式进行展区装饰，如恰当应用拉花、彩带、气球、假花或盆栽等。

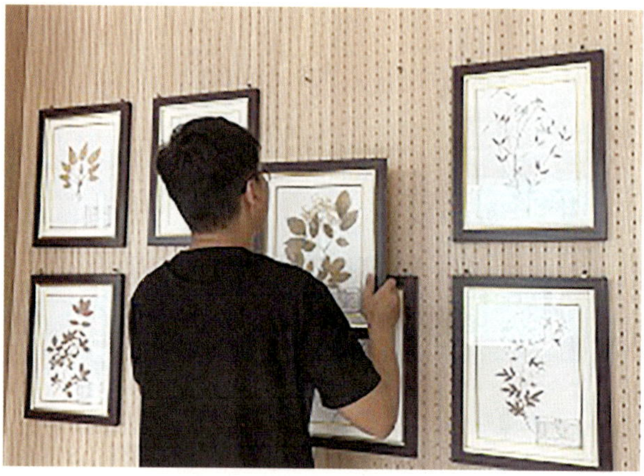

图 142 现场布置展品

四、交流与反思

1. 各小组轮流参观其他小组布置好的展区，提出改进意见和建议。
2. 集体讨论如何更好地设置互动与体验环节以吸引观众的积极参与。
3. 相互交流一下在布置展区过程中遇到的主要问题与解决思路。

五、劳动评价

请根据实际情况，完成下面的评价表。

评级维度	评价标准	自　评	组　评	师　评
劳动观念	热爱动手劳作，有创新和创造意识			
	能够从展区布置劳动中获得成就感			
劳动能力	能够熟练地进行展区的布置和装饰			
	展区布置有条不紊，高质量完成任务			
劳动习惯和品质	小组成员相互配合，按计划完成操作			
	布展操作时注意安全，现场整洁有序			
劳动精神	认真细致，追求卓越			
	不怕辛苦，责任担当			

六、活动拓展

与专家顾问讨论一下有哪些中医药新技术新方法能够在现场进行展示体验，包括手机 APP、AI 与 VR 等信息技术或四诊仪、电子针灸仪等新技术装备。

项目五▶主题展览展示

一、劳动情境

同学们，精彩纷呈的本草生活即将在今天迎来最终篇章。这既是一次精心准备的中医药技术方法展览盛会，也是我们在这一年的中医药文化熏陶及劳动教育课程中所知所学、所思所悟的集中展示。中医药作为中国传统医学的杰出代表，不仅承载着中华民族五千年的生命健康智慧与优秀传统文化，也必将伴随着科技的发展而焕发出崭新的活力，继续为中华民族的生存与健康做出更大的贡献。而宣传中医药，传承、发扬中医药文化也离不开我们新时代的青少年，让我们携起手来，共同展示出中医药技术方法与传统文化的非凡魅力！

二、劳动准备

1. 邀请家长　提前制作并向同学家长发布电子海报与请柬，邀请家长作为特邀嘉宾来现场参观体验。

2. 邀请专家　提前向专家顾问发放请柬，明确展览会开始时间及专家顾问指导流程。

3. 分组合作　各小组预先做好宣传导览、演讲演示、互动体验的现场分工；提前预习活动流程；准备好备用讲稿、宣传单、有奖问答题目、服装道具等相关用品。

三、劳动过程

任务一　展览展示

小组导览员现场颁发宣传单，引导观众按顺序参观，通过阅读文字、图片、图书和观看视频等活动浏览了解本组主题技术与方法。

任务二　演讲介绍

小组讲解员负责对本组主题技术方法进行专业讲解介绍，回答观众问题，组织有奖问答或其他互动活动；对于无法解答的专业问题引导观众与专业顾问进行现场交流。

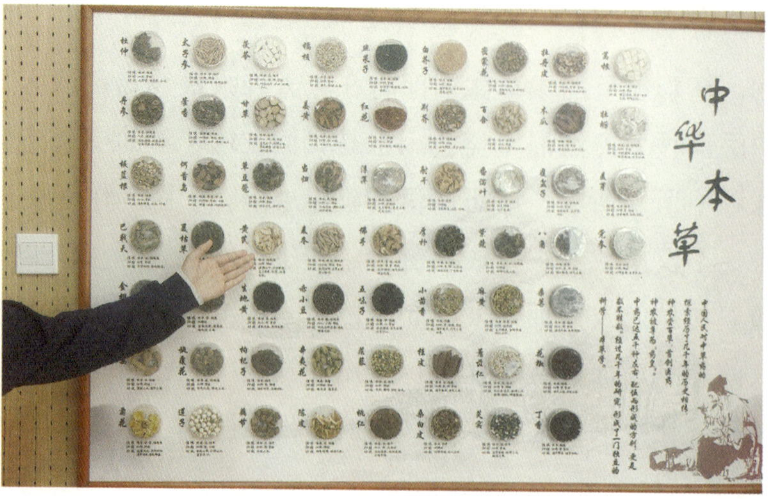

图 143　展览现场宣讲展示

任务三　互动体验

互动体验分为简单体验区与专业体验区，简单体验区由小组同学化身小医师，对参观者进行模拟四诊及疗法操作（也可指导参观者学习、体验操作方法），对于确有健康问题或希望进行专业体验者则引导至专业的中医师体验区进行诊疗或保健体验。

各主题简单体验内容在保证安全性且参观者乐于参与的情况下，可包括但不限于以下内容。

1. 诊法　小医师通过望闻问切对参观者的体质、健康状况进行评估判断，并给出保健建议；可参考使用中医问诊或舌诊 APP 软件。

2. 刮痧　小医师可根据参观者的身体状况和健康问题提出刮痧部位和刮痧手法建议，使用刮痧板和刮痧油在参观者手臂、颈部等部位进行刮痧手法演示，但宜控制力度以不出痧为度。

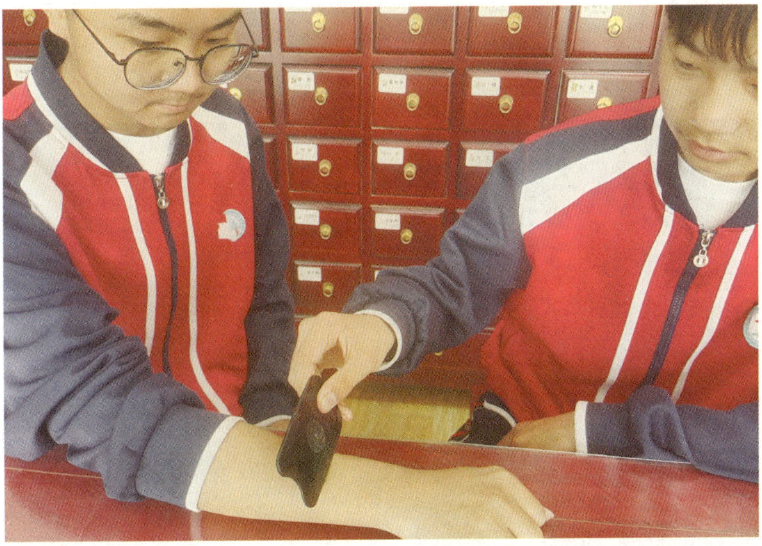

图144　刮痧体验

3. 拔罐　小医师可根据参观者的身体状况和健康问题提出拔罐部位和拔罐方法建议，可使用真空罐并尝试留罐数秒后立即取下的闪罐法为参观者进行拔罐体验，以不留瘀血罐印为度。

4. 针刺　小医师可根据参观者的身体状况和健康问题提出针刺部位和针

刺手法建议，并使用软质人体针灸模型进行取穴和针法的演示。

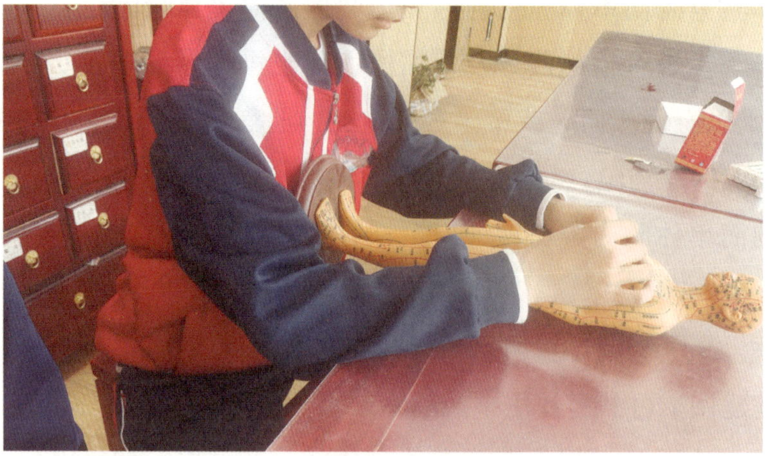

图 145 针刺体验

5. 艾灸 小医师可根据参观者的身体状况和健康问题提出艾灸部位建议，并在不点燃艾条的情况下进行艾灸演示；也可指导参观者现场进行艾绒和艾条制作体验。

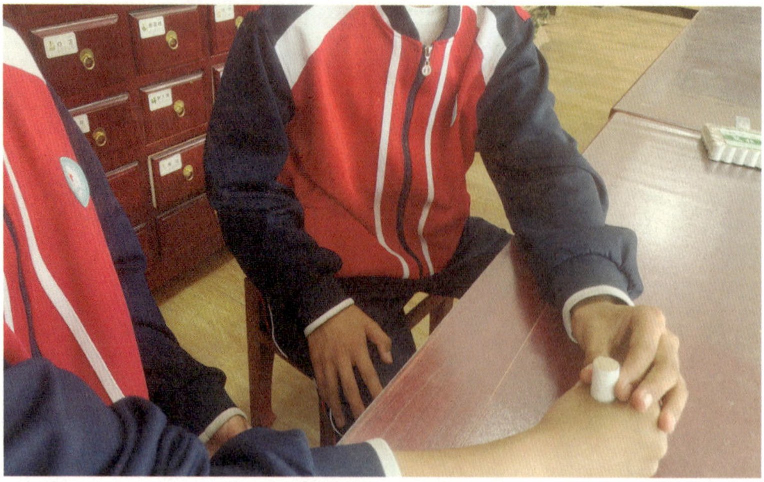

图 146 艾灸体验

6. 药法 小医师可根据参观者的身体状况和健康问题开具药食两用物质组成的保健茶饮方，也可请参观者现场品尝预制好的四季养生茶或健康小食。

7. 八段锦　小医师可现场演示及指导参观者学习八段锦的标准动作。

8. 推拿　小医师可根据参观者的身体状况和健康问题提出推拿部位和推拿手法建议，采用轻柔手法为参观者进行颈肩部或腰背部按摩。

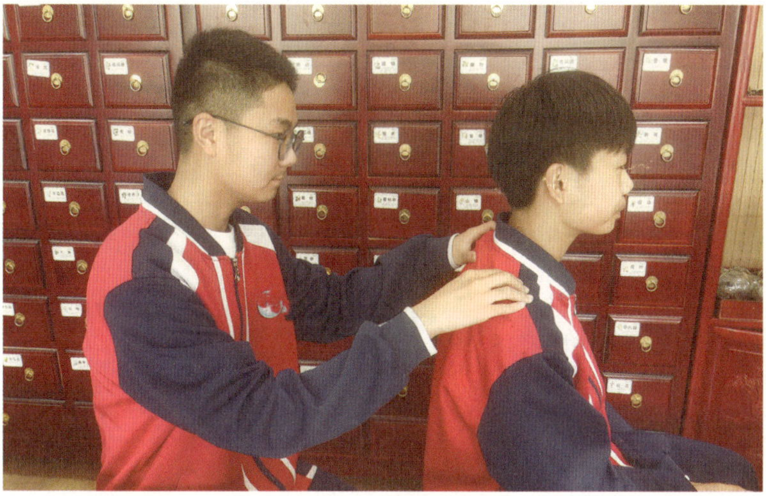

图 147　推拿体验

任务四　参观交流

小组同学轮流作为观众去其他主题展区进行参观体验，了解常见的中医药诊疗技术方法及其日常应用。

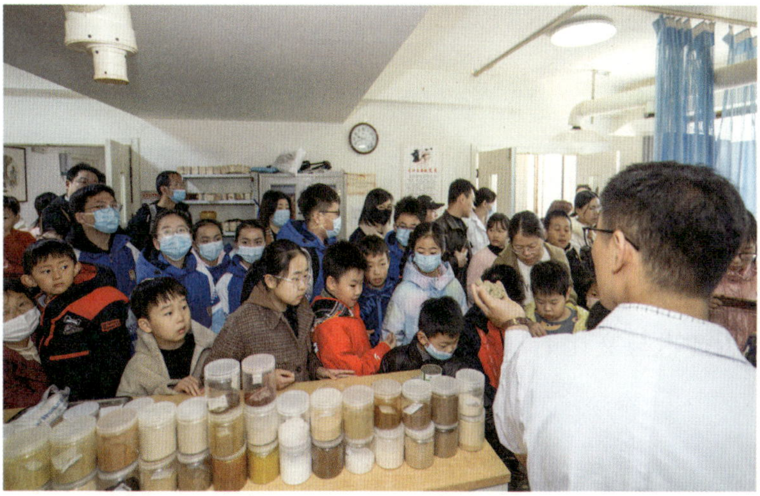

图 148　小组同学相互参观展区

四、交流与反思

1. 同学之间相互交流展览展示感想与收获体会，反思活动中存在的不足。
2. 学生现场采访参加活动的家长，询问家长的参观感受及意见。

五、劳动评价

请根据实际情况，完成下面的评价表。

评级维度	评价标准	自　评	组　评	师　评
劳动观念	对于中医药文化有较深刻的认识了解			
	乐于宣传展示中医药技术与文化			
劳动能力	正确展示中医药知识、技术与方法			
	现场展览、宣讲、互动取得良好效果			
劳动习惯和品质	分工明确，现场展示活动井然有序			
	导览、讲解、活动体验等认真细致			
	热情、耐心接待观众，积极组织互动			
	同学间团结互助，具有团队精神			
劳动精神	不畏辛苦，有始有终			
	精益求精，追求卓越			

六、活动拓展

拓展 1：组成志愿者小队在小区、公园等公共场所进行中医药文化宣传活动。

拓展 2：开展“我心中的中医药”主题班会，每位同学畅所欲言，谈谈自己对于中医药技术与文化的理解认识及对未来发展前景的畅想。